Mosaik

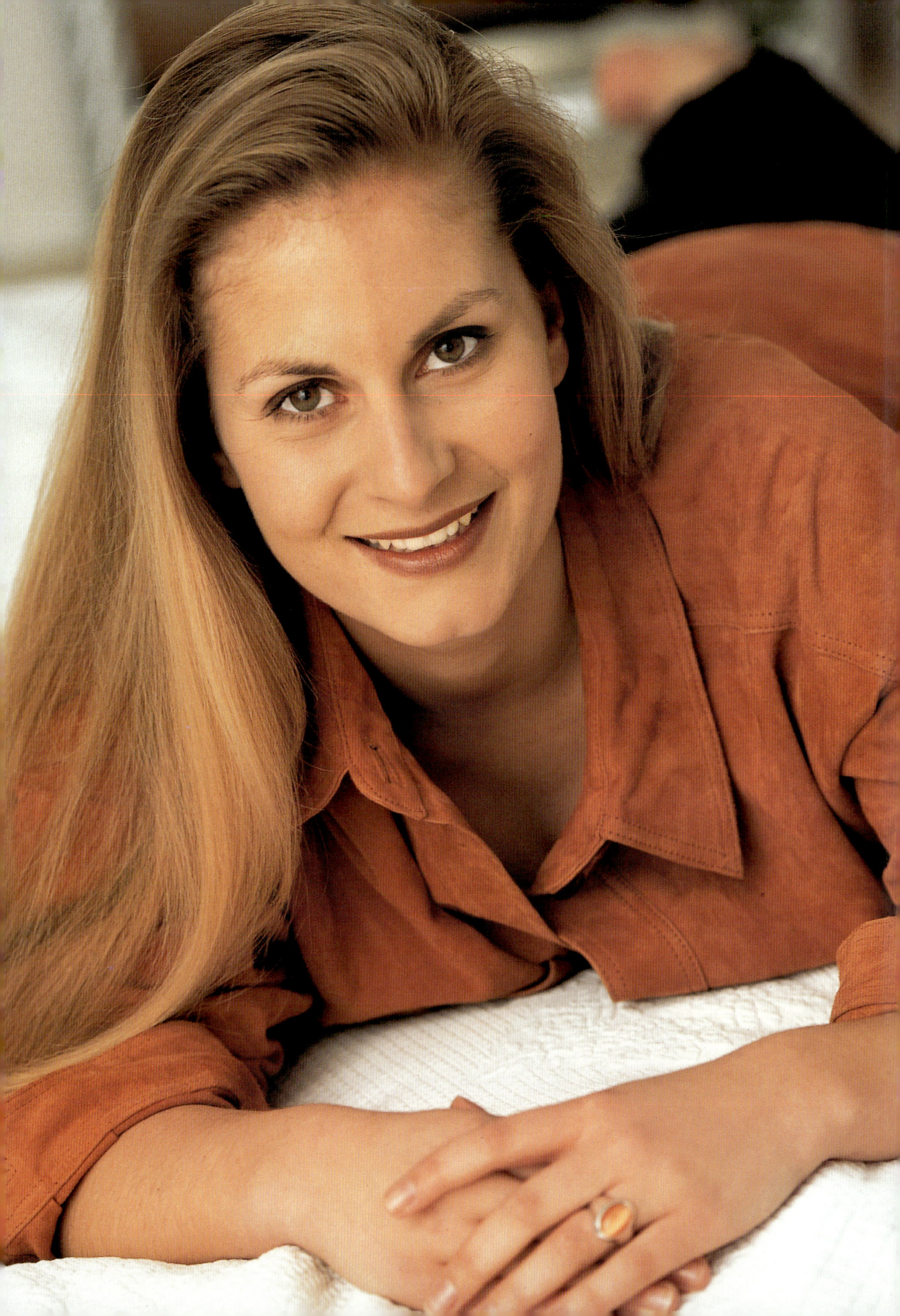

Heike Rech

Starke Frauen
Rund & schön

Optimal aussehen in

XXL

Mosaik Verlag

INHALT

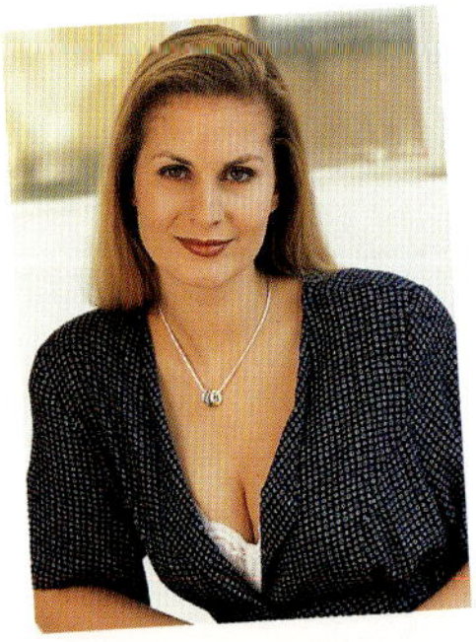

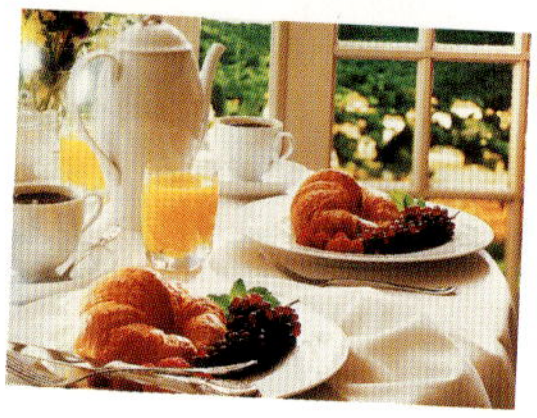

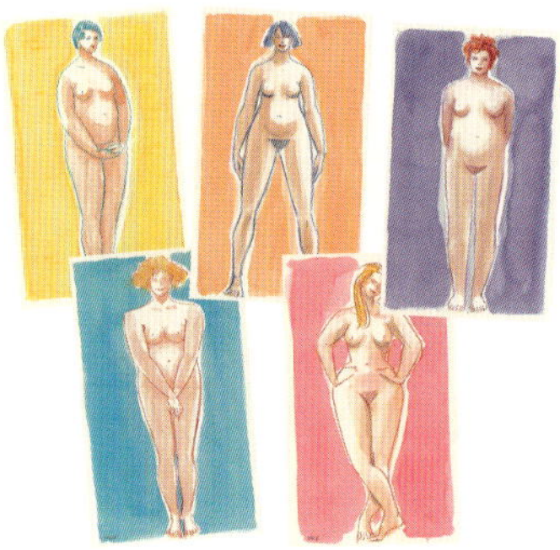

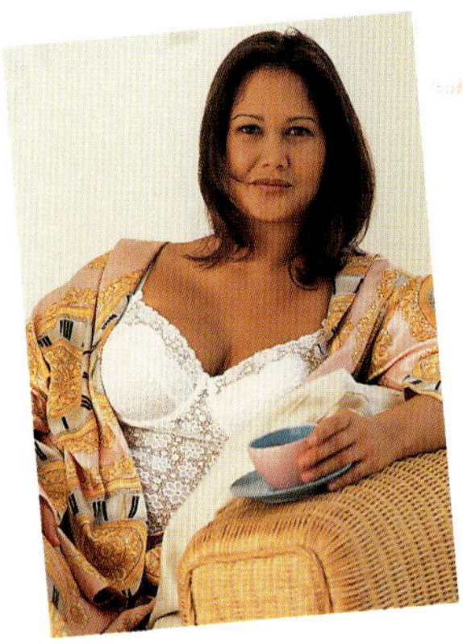

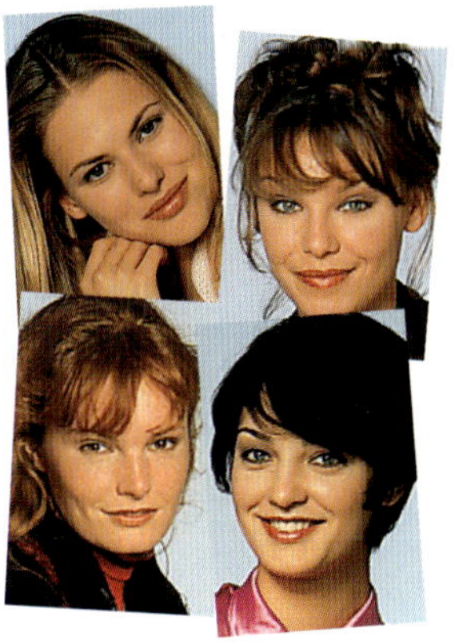

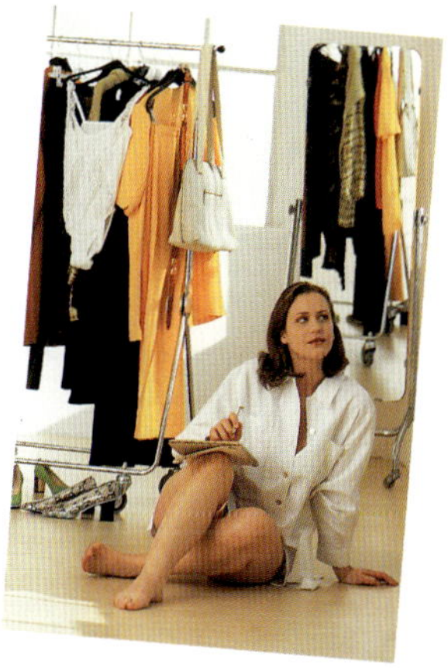

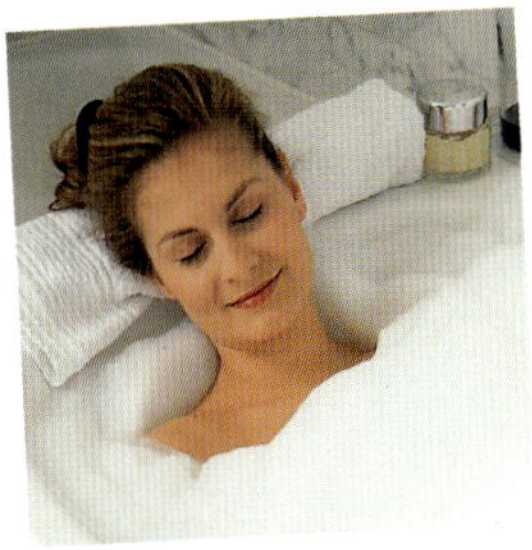

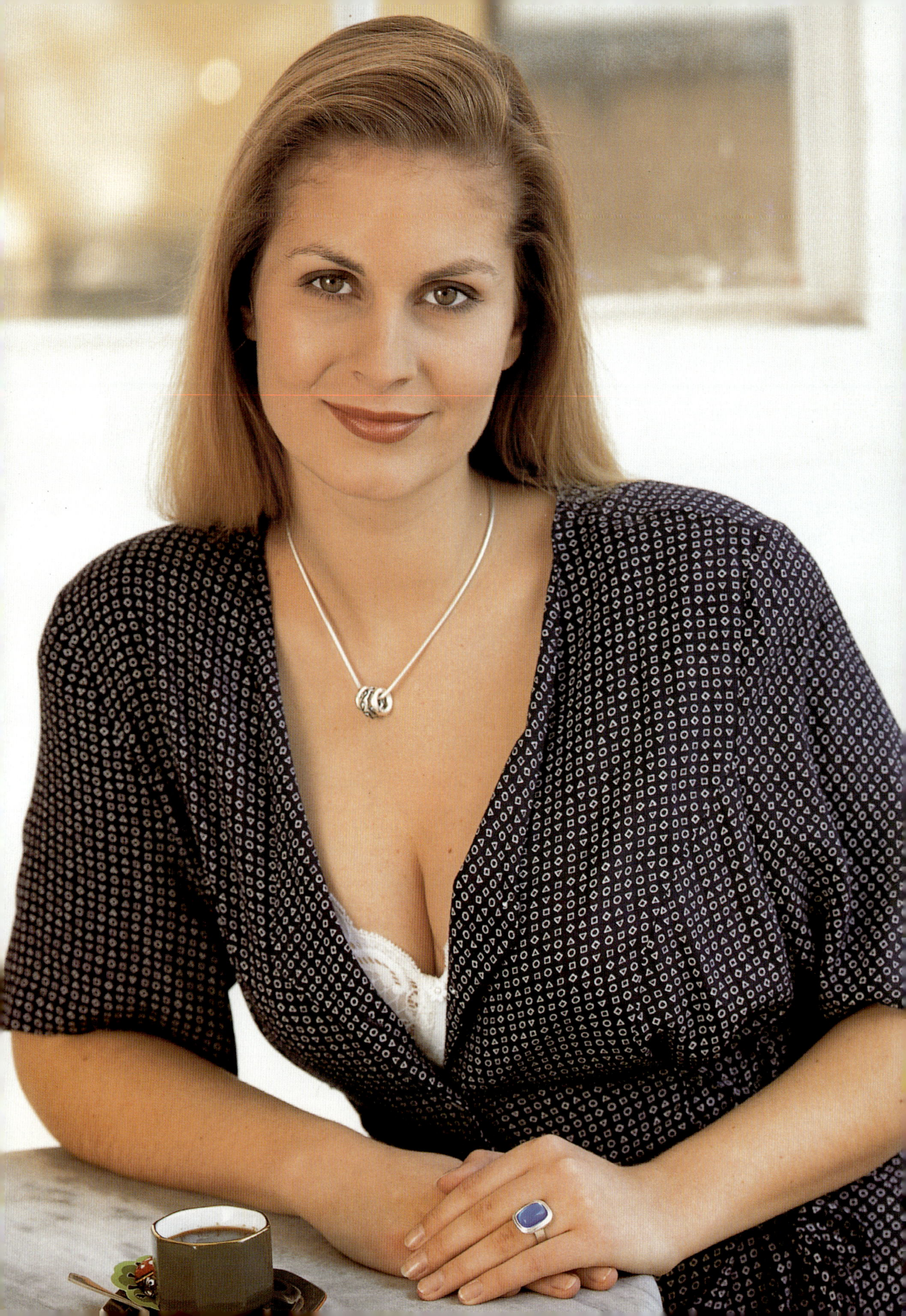

KAPITEL 1

AUSSTRAHLUNG

MACHEN SIE SICH STARK!

Dies ist Ihr Buch. Ein Buch für starke Frauen. Frauen, die man nicht übersehen kann und unterschätzen sollte. Frauen, die *sich* nicht unterschätzen sollten. Frauen mit Gewicht, die sich nicht *trotz,* sondern *mit* ihren Pfunden schön und begehrenswert finden, leistungsfähig und fit. Frauen, die dieses Gefühl mit ihrer Kleidung, ihrem Make-up, ihrer Frisur zeigen und es im Beruf und im Privaten ausleben. Ein Buch für Sie also, die Sie nicht jede Sekunde Ihres kostbaren Daseins mit dem Gedanken daran vergeuden, wie Sie möglichst bald zu einer Elfe mutieren könnten. Sie nehmen sich so, wie Sie sind – ohne neidvollen Blick auf die 20 Kilo leichtere Freundin. Sie sind diese Frau nicht? Dann wird es aber Zeit! Und keine Angst, daß das nicht gelingen könnte: Wenn Sie dieses Buch zu Ende gelesen haben, wird Ihre dünne beste Freundin wünschen, sie hätte ein paar Kilos mehr auf den Rippen!

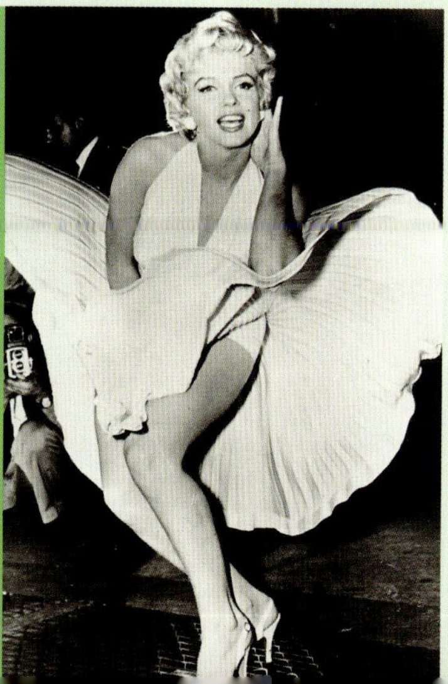

Marilyn Monroe – der Beweis, daß Ausstrahlung mit knisternder Erotik keine Frage des Gewichts ist

Dick – was ist das eigentlich?

Manche Frauen finden sich dick, wenn nach einer opulenten Essenseinladung am Abend vorher am nächsten Morgen der Rock von ihrem Kostüm in Größe 38 nicht mehr zugeht. Andere wiederum legen die Latte entschieden höher und meinen, dick wäre man erst, wenn man beim Blick auf den Boden die eigenen Füsse nicht mehr sehen könne. Sicher ist eines so übertrieben wie das andere. Aber irgendwo dazwischen muß die wahre Bedeutung des Wortes dick liegen.

Wird dick mit einer Ziffer auf der Badezimmer-Waage definiert? Ist man schon dick, wenn man keine Model-Figur wie Linda Evangelista hat? Oder erst, wenn man Miederhöschen in 120 trägt? In Spezial-Versandhauskatalogen und Spezialgeschäften fängt das Warensortiment bei Größe 40/42 an. Liegt hier etwa die magische Grenze???

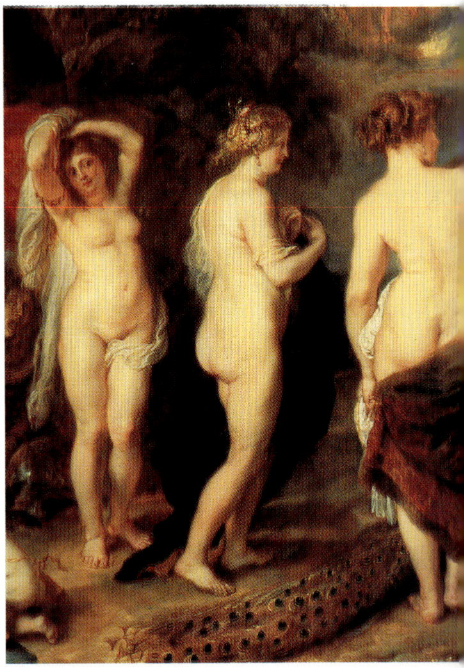

Schwellende Formen, üppige Weiblichkeit – zu Zeiten eines Peter Paul Rubens bestand überhaupt kein Zweifel daran, daß an einer wahren Frau etwas mehr dran sein muß. »Das Urteil des Paris«, 1632–1665, London National Gallery

»Schönheit allein wird nach drei Tagen langweilig" OSCAR WILDE

Dick – ein Unwort

Ich bin trotz fleißiger Recherche der Definition nicht auf die Spur gekommen. Was mir jedoch verstärkt auffiel, ist der geradezu verbissene Versuch der meisten Befragten, das Wort zu umschreiben. Wobei das phantasievolle Spektrum von vollschlank, mollig, rund über pfundig, üppig, drall bis hin zu juno-artig, propper und beleibt reicht. Man spricht von Übergrößen (*über* was, bitte?!) und großen Größen oder übernimmt einfach den in Amerika üblichen Ausdruck Plus-Größen. Lauter

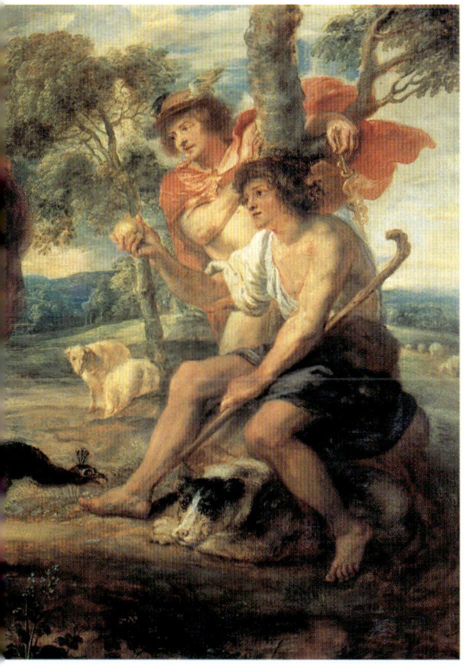

hilflose Umschreibungen, so scheint es. Traut sich keiner an das Wort dick heran? Scheut man sich, jemandem damit zu nahe zu treten? Oder geht es den meisten Leuten einfach nur wie mir, daß sie schlichtweg nicht wissen, was das Wort nun genau meint?

Stark statt dick

Wie auch immer. Für mich hat es dazu geführt, dieses Buch für *starke* Frauen zu schreiben. Weil ich mir darunter sehr wohl etwas vorstellen kann, nämlich Frauen, die an Körper und Seele stark sind. Und wenn Sie persönlich es bisher nur körperlich sind, dann werden Sie spätestens nach Lektüre dieses Buches seelisch nachrüsten können, was Ihr Körper schon voraus hat. Stark muß man schon sein, wenn man in Zeiten des allgemeinen Schlankheitswahns Mut zur eigenen Figur hat, die zum Glück von der Norm abweicht. Sollten Sie das zur Zeit nicht als Glück empfinden und sehnsuchtsvoll die Bilder von superschmalen Laufsteg-Schönheiten in Hochglanzmagazinen in sich aufsaugen, lesen Sie doch einfach weiter, und sehen Sie, was passiert.

Leben Sie jetzt!

Ist es das, was Sie sich jetzt gerade denken? »Okay, ich bin dick, aber eigentlich bin ich gerade dabei abzunehmen und werde wahrscheinlich demnächst eine wunderbare Größe 38 haben.

Kurvig, sexy und mit Mut zur hautnahen Glitzerpelle – in dem Film »Der Prinz und die Tänzerin« haut Marilyn Monroe den »Prinzen« Sir Lawrence Olivier einfach um. Unvorstellbar, daß sie ihn auch als magere Größe 36 becirct hätte!

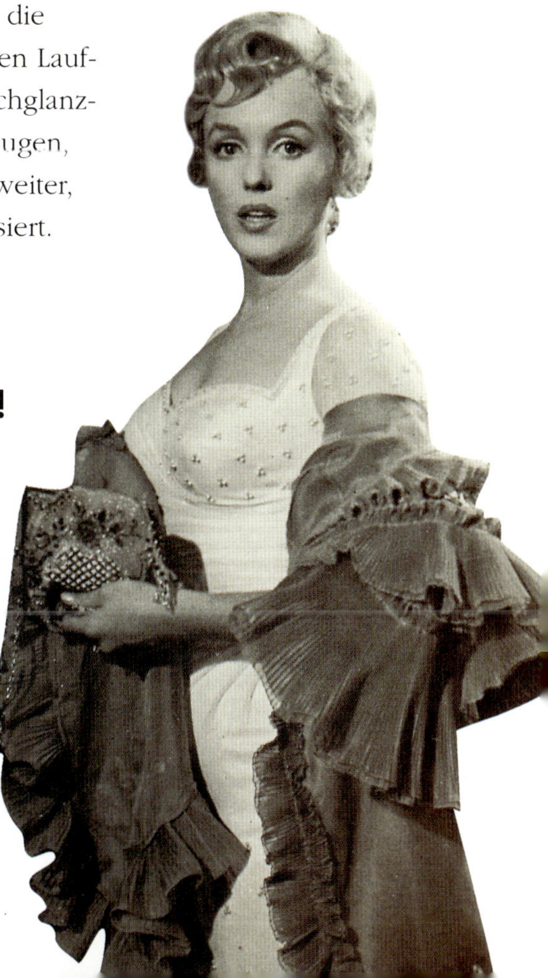

Starke Frauen haben ...
...die besseren Nerven
...die schönere Haut
...das prallere Dekolleté
...weniger Falten

Voller Busen, runde Hüften – wo sie auftrat, war ihr die Aufmerksamkeit aller Anwesenden sicher: die Sängerin und Schauspielerin Diana Dors

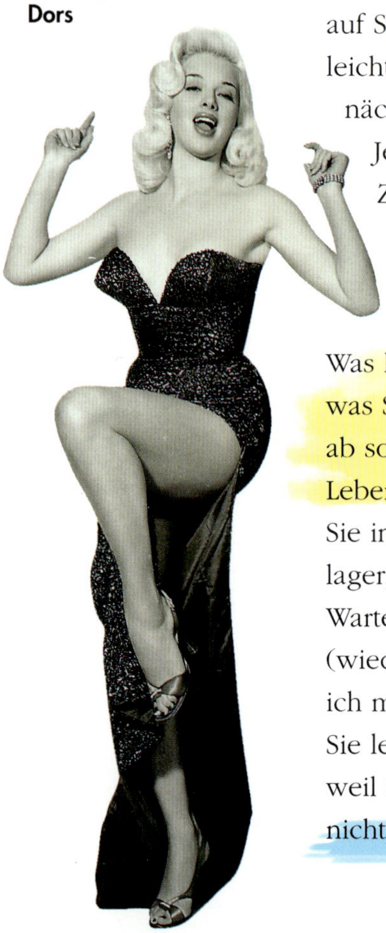

Ich muß das nur wirklich wollen. Was ich da jeden Tag im Spiegel sehen, bin nämlich nicht ich, sondern das ist nur eine vorübergehende Entgleisung. Wenn ich wirklich einmal anfange, schrumpft alles, was mir jetzt an meinem Körper zuviel ist, innerhalb von zwei Wochen auf Modelmaße.« Ein hübscher Tagtraum. Und eigentlich wäre auch nichts gegen ihn einzuwenden, wenn Sie in der Zwischenzeit nicht ein Leben auf Sparflamme führten. Vielleicht wird dieser Traum demnächst ja wirklich wahr. Schön. Jeder Mensch braucht ein Ziel. Aber warum machen Sie den Weg dahin nicht zum Ziel?

Was hält Sie davon ab, mit dem, was Sie heute im Spiegel sehen, ab sofort ein wundervolles Leben zu führen? Zur Zeit leben Sie in einer Art Durchgangslager, fristen ein Dasein in der Warteschleife. »Wenn ich erst (wieder) Größe 38 habe, kaufe ich mir dieses tolle rote Kleid.« Sie legen sich nichts Neues zu, weil Sie meinen, es lohne sich nicht. Lassen Sie nicht zu, daß Ihr derzeitiges Gewicht Ihr Leben kontrolliert, nur weil Sie sich bisher noch nicht aufrappeln konnten, Ihr Gewicht zu kontrollieren! Verstecken Sie sich nicht vor sich selbst, indem Sie Spiegel mit Leintüchern verhüllen und Ihre Figur mit übergroßen Pullovern.

Haltung ist Einstellungssache

Schauen Sie noch einmal hinein in den Spiegel: Haben Sie vielleicht bereits eine Haltung, als wollten Sie Ihre ganze prachtvolle Figur am liebsten verstecken? Vorgebeugte Schultern und ein eingezogener Hals? Beobachten Sie sich einmal selbst, wenn Sie einen Raum betreten: Heften Sie hartnäckig die Augen auf den Boden und sind froh, wenn Sie in einem Bistro den Tisch in der hintersten Ecke erreicht haben, damit Sie bloß niemand sieht? Wie wollen Sie feststellen, ob Sie Ihren Mitmenschen nicht vielleicht gefallen, wenn Sie keinen Blickkontakt suchen! Brust raus, Schultern zurück – zeigen Sie, was Sie haben! Gehen Sie auf andere zu! Wußten Sie, daß jeder Mensch sich in nur drei Sekunden den ersten Eindruck vom anderen verschafft? Was soll Ihren Mitmenschen von Ihrer prächtigen Persönlichkeit, Ihrem Sinn für Humor, Ihren strahlenden grünen Augen im Gedächtnis bleiben, wenn Sie die Schultern nach vorne klappen und die Augen niederschlagen?

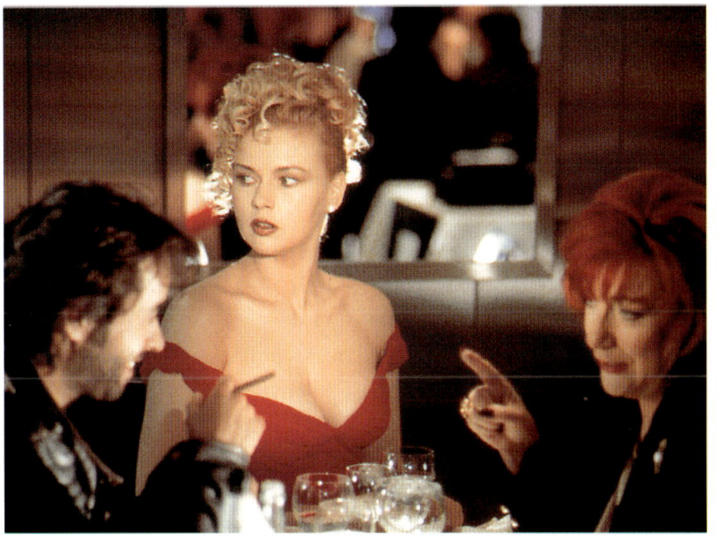

Reize ins rechte Licht rücken – was Veronica Ferres hier in dem Film »Rossini – oder die mörderische Frage, wer mit wem schlief« vormacht, ist für jede Venusfrau mit schönem Dekolleté durchaus nachahmenswert

Große Vorbilder

Natürlich können Sie Ihre Haltung nicht von heute auf morgen ändern. Und schon gar nicht, weil ich Ihnen auf zwei, drei Seiten ins Gewissen rede. Voraussetzung ist, daß der Wunsch, etwas zu ändern, von Ihnen kommt. Erwarten Sie am Anfang nicht zuviel von sich. Versuchen Sie doch zunächst, sich allein vor dem Spiegel mit sich und Ihrer Figur anzufreunden. Denn wenn Sie sich nicht akzeptieren und mögen, wie Sie jetzt sind, können Sie das auch nicht in einer selbstbewußten Körperhaltung ausdrücken. Nehmen Sie sich Zeit und schauen Sie sich in Ruhe von Kopf bis Fuß an. Finden Sie Ihren Busen zu gewaltig? Denken Sie daran, daß Jane Russel, Marilyn Monroe, Anita Ekberg und viele, viele mehr mit genau diesem Kapital Filmgeschichte geschrieben haben! Und gehen mit diesem Busen nicht ein wunderbar glattes Dekolleté und eine weiche Schulterlinie einher? Sind Ihre Hüften zu rund? Wußten Sie, daß man Sophia Loren zu Beginn ihrer Karriere nahegelegt hatte, etwas dagegen zu unternehmen, und sie sich standhaft weigerte, weil sie bleiben wollte, wie sie war? Sie hatte wohl begriffen, daß sie ihren mageren Geschlechtsgenossinnen gegenüber im Vorteil war:

»Wenn ich mich lehn' an Deine Brust, kommt's über mich wie Himmelslust«
HEINRICH HEINE

mit ihrer sinnlichen, erotischen Ausstrahlung, wie sie nur eine Frau mit Rundungen haben kann.

Weiche Formen sind erotisch

Machen Sie dieses Geschenk zu Ihrem großen Pluspunkt: Kleiden Sie sich mit einem Hauch von Erotik. Das hat nichts damit zu tun, sich zur Schau zu stellen oder zu provozieren. Sich erotisch kleiden heißt, seine Weiblichkeit dezent zu betonen, sich dem Spielerisch-Weichen zu öffnen, mit fließenden Linien und schmeichelnden Stoffen die Vollblut-Frau in sich zu Wort kommen zu lassen. Und sie auszuleben. Erotik, das ist auch ein mit Sorgfalt geschminkter und betonter, üppiger Mund oder eine wie zufällig weich ins Gesicht fallende Locke.

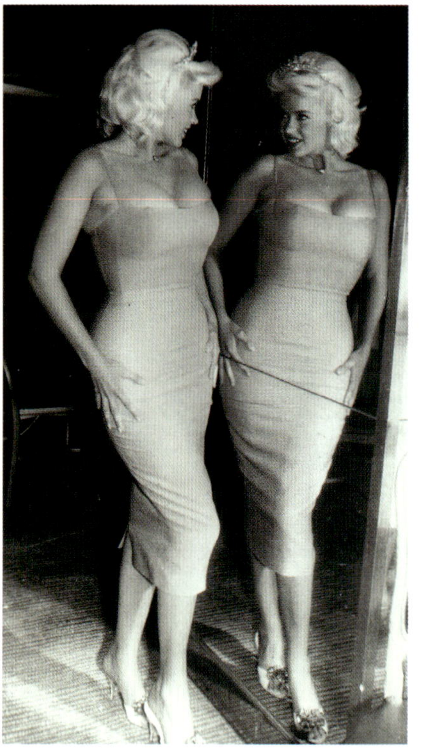

Sinnlich und ein bißchen selbstverliebt – und nicht zuletzt deshalb so überzeugend: die Schauspielerin Jayne Mansfield 1960 kurz vor der Verleihung eines Preises. Ein Paradebeispiel für eine Frau, die sich ihrer Wirkung voll bewußt ist

Lernen Sie, sich selbst zu mögen

Machen Sie es wie Sophia Loren: Machen auch Sie sich stark für Ihre Figur, wie sie ist. Für Ihre Person. Ihre Individualität. Ihre weiche Weiblichkeit. Nein, nicht Ihren Mitmenschen zuliebe, sondern für Sie selbst. Hören Sie auf, Ihr schlimmster Kritiker zu sein. Und fangen Sie an, sich in sich zu verlieben! Und warten Sie bloß nicht mit dem roten Kleid! Kaufen Sie es jetzt. Rot ist geradezu prädestiniert, den Anfang Ihres neuen erotisierenden Kleidungs-Stils zu markieren! Es signalisiert Optimismus und Aktivität. Seien Sie nett zu sich. Tun Sie sich etwas Gutes, weil Sie es wert sind. Weil Sie es sich wert sein sollten. Kaufen Sie einige Kleidungsstücke in der Größe, die Sie *jetzt* haben. Geben Sie soviel Geld aus, zollen Sie sich und Ihrem Äußeren soviel Aufmerksamkeit wie Sie es tun würden, wenn Sie Größe 38 hätten!

Was Männer anzieht

Setzen Sie als selbstverständlich voraus, daß man Sie beachtet und Ihnen Aufmerksamkeit schenkt. Denn Sie sind nicht nur eine starke Frau. Sie sind auch eine Frau mit einer starken Anziehungskraft!

Womit wir bei Ihrer Wirkung auf Männer wären. »Männer mögen Magere.« – Wer um Himmels Willen hat diesen dummen Satz gesagt? Twiggy? Tatsache ist, daß Männer sich von Frauen angezogen fühlen, die sich selbst mögen. Weil die unkompliziert sind und viel ausgeglichener als solche, die ständig darüber jammern, daß ihre Beine zu dick, ihr Busen zu klein und ihre Tränensäcke zu groß sind. Frauen, die sich mögen und sogar ein wenig selbstverliebt sind, können sich viel lockerer und ungehemmter in allen Lebens- und Liebeslagen bewegen. Erinnern Sie sich an den oben erwähnten Hauch von Erotik, die weiche Weiblichkeit, die Sie in Ihr Leben und Ihre Kleidung einfließen lassen sollten. Fragen Sie einen Mann einmal nach seiner Meinung über ein Kleid, das Sie tragen. Wetten, daß er keine Antwort geben wird, bevor er nicht das Material berührt hat? Und wetten, daß seine Antwort mit an Sicherheit grenzender Wahrscheinlichkeit zwischen »Das faßt sich schön an« und »Schön weich« liegen wird? Na also. Haben Sie etwa noch Zweifel daran, daß Männer in Ihrer Nähe das Gefühl haben, sie kämen nach Hause?! Viel Spaß bei der Entdekkung all der aufregenden Möglichkeiten, die in Ihnen stecken!

Wußten Sie, daß …
… in den Londoner Club »Planet Fat Girl« nur Frauen, die wenigstens 125 Kilo wiegen, Einlaß finden?

Sophia Loren – die Vollblut-Frau schlechthin. Sie beherrschte wie keine andere die Kunst, selbst in Kittelschürze und Kopftuch prickelnde Erotik zu verbreiten

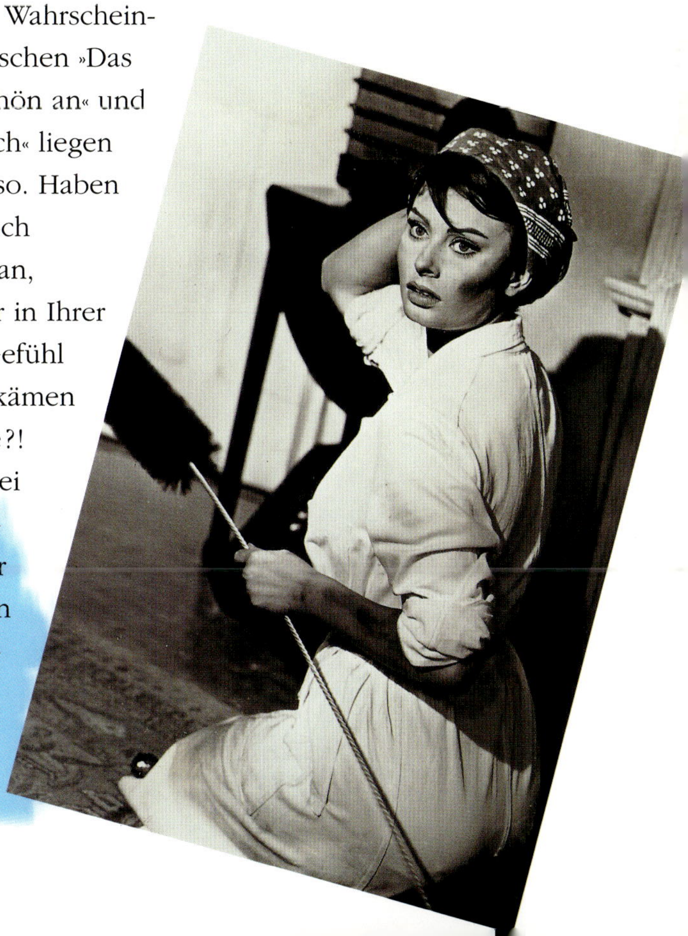

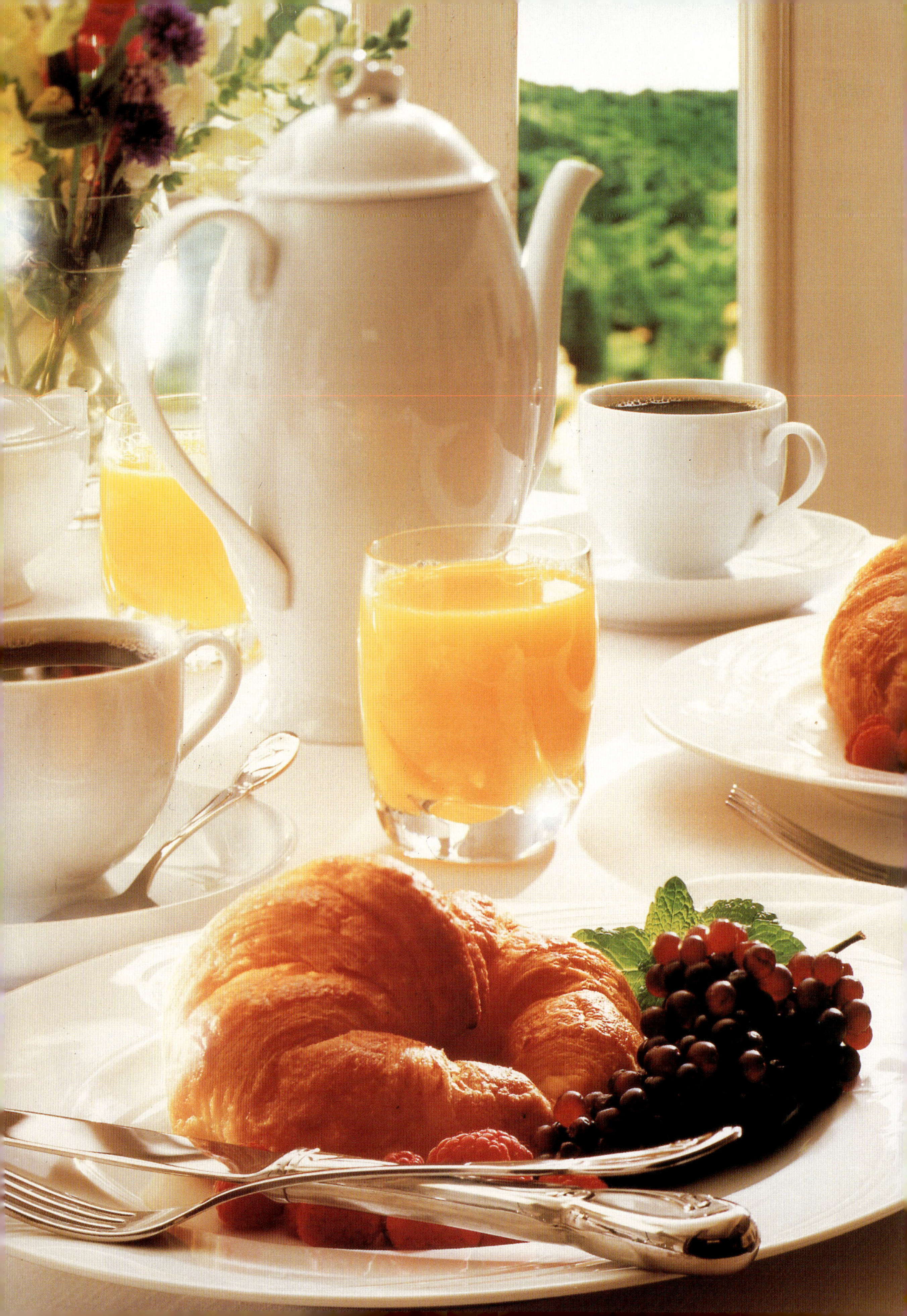

KAPITEL 2

ERNÄHRUNG

GENUSS-ESSEN STATT VÖLLEREI

Sie essen gern. Nein, das ist keine Kritik! Vielmehr eine anerkennende Feststellung. Denn nur Ihre Freude am Essen hat Ihnen diese wunderbar erotische Rubens-Figur beschert! Sie mögen keine halben Sachen und schon gar keine halben Portionen. Was auf Ihren Rippen sitzt, ist nicht das Produkt eines vorübergehenden Anfalls, sondern das Ergebnis einer Leidenschaft, der Leidenschaft für Genuß. Als Genußmensch legen Sie Wert auf gutes Essen und den richtigen Rahmen. Sie kaufen schon morgens mit Lust fürs Abendessen ein oder bestellen schon einen Monat im voraus einen Tisch im stadtbekannten Schlemmerlokal. Sie werfen nicht verstohlen und hastig an der nächstbesten Imbißbude eine Currywurst ein und kasteien sich dann mit schwersten Vorwürfen. Oder etwa doch? Sie meinen, Sie wären kein Genußmensch? Dann sollten Sie unbedingt weiterlesen!

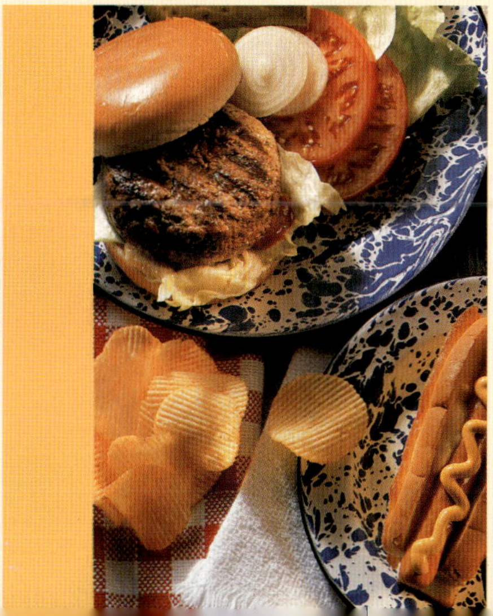

Lust-Esser wissen es längst: Das Auge ißt mit

Wußten Sie, ...
... daß fünf kleinere Mahlzeiten gesünder sind als drei große? Wenn das keine gute Nachricht für einen Genußmenschen ist!

Frust oder Lust?

Haben Sie beim Lesen der vorausgegangenen Seite erst spät zustimmend genickt? An der Stelle mit der Imbißbude und der Currywurst? Oje. – Oje, weil es schade ist, daß Sie bis heute so viel Zeit verpaßt haben, etwas richtig und rückhaltlos zu genießen, das so wunderbar ist: Essen! Ihr Nicken hat Sie zwar bereits als einen bestimmten Eßtyp entlarvt. Aber nehmen Sie sich etwas Zeit, um Ihre Eßgewohnheiten ein wenig genauer zu beleuchten. WARUM essen Sie? WANN? Und vor allem WIE, WO und WAS essen Sie? Noch keine Gedanken drüber gemacht? Nicht so wichtig? Und ob! Denn Ihre Eßgewohnheiten spiegeln Ihre Lebenseinstellung wider. Das glauben Sie nicht? Sie werden es gleich sehen.

Warum essen Sie?

Da gibt es viele Gründe, die in Frage kommen, zum einen Langeweile, Probleme in der Partnerschaft, Streß im Berufsleben, Unzufriedenheit, Sorgen. Lauter häßliche Dinge, die geradezu danach schreien, sich trostsuchend auf eine Ersatzbefriedigung zu stürzen, die ohne Anstrengung, in jeder Preislage und an jeder Ecke

Ein mit Sorgfalt gedeckter Tisch, eine phantasievolle Dekoration sind die Basis für eine gelungene Einladung. Essen mit Freunden, den Genuß teilen – für einen sinnlichen Menschen wie Sie ein unverzichtbares Stück Lebensfreude

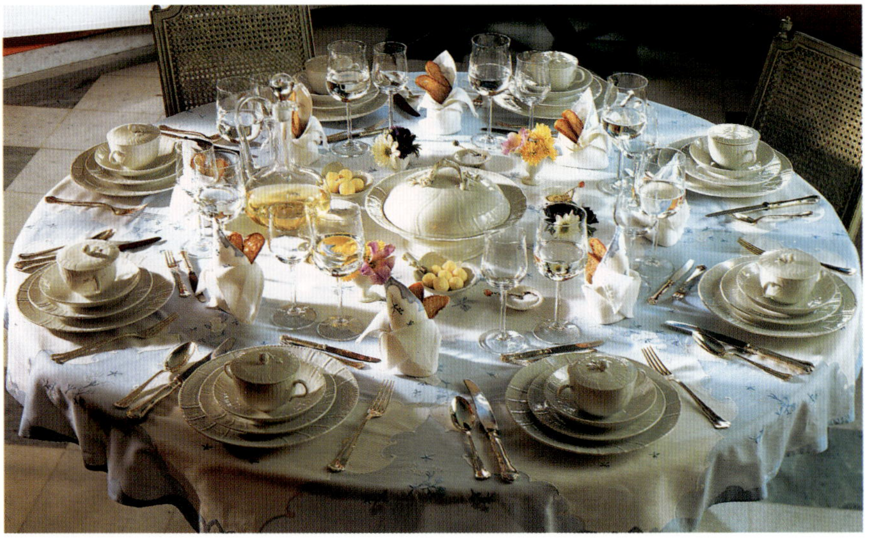

zugänglich ist: etwas Eßbares. Solche am Wegesrand gestillten Heißhunger-Attacken ziehen mit tödlicher Sicherheit immer eines nach sich: Reue. Wer seine Pfunde so zusammenträgt, ist – ja, sorry – ein Frust-Futterer.

Zum anderen sind da noch Gründe wie die Liebe zum Genuß, die Freude am gedeckten Tisch, die Begeisterung fürs Kochen, das Vergnügen, sich beim Gaumenschmaus in geselliger Runde zu entspannen. Essen als Inszenierung, als Fest, als Lust. Kurz: Schwelgen = Wohlbehagen = Zufriedenheit. Wer so lebt, ist ein Lustesser.

Wann, wo, wie und was essen Sie?

Findet Ihr Frühstück zwischen Bad und Küche im Eiltempo statt? Eine Tasse Kaffee und ein Croissant von gestern? Das zweite Frühstück am Schreibtisch zwischen den Akten? Undefinierbares Getränk aus dem Betriebsautomaten und ein Stück Kuchen aus der Kantine? Vielleicht später ein zweites, weil Sie sich über den Chef geärgert haben? Mittags schnell einen Hamburger im Steh-Imbiß? Abends – noch im Mantel – eine Frikadelle im Stehen vor dem Kühlschrank? Lechz, bloß den Tag schnell vergessen! Die mitgebrachte Pizza am Küchentisch, mit einem Buch vor der Nase? Die Tüte Chips bei den Spätnachrichten?

Oder trifft folgendes Szenario eher auf Sie zu: Das Frühstück in Ruhe am Tisch? Müsli und Milch oder Brötchen und Honig? Mittags in einem Bistro oder Café das warme Tagesgericht mit Kaffee und Kuchen? Abends auf dem Weg nach Hause ein Eis auf die Hand? Danach ein Abend bei Freunden? Oder zu Hause am schön gedeckten Tisch bei Kerzenlicht mit einem Glas Wein, einem Gemüsegratin, einem Dessert und ohne ein Medium vor der Nase?

Worin erkennen Sie sich wieder?

1 In der ersten Schilderung? – Ganz schlecht! Mal sehen, ob ich Sie da nicht auf den richtigen Pfad bringen kann! Also unbedingt weiterlesen!

Versorgen Sie Ihren Körper ausreichend mit Vitaminen und Mineralstoffen! Wichtige Lieferanten sind in erster Linie alle Gemüsesorten. Darüber hinaus sollte viel Obst sowie regelmäßig Frischfisch und Joghurt auf Ihrem Speiseplan stehen

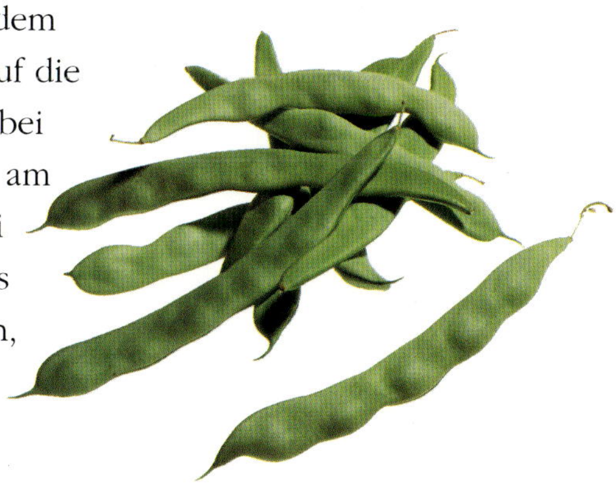

Hilft Fett sparen: *Der* ***Fettabschöpfer****. Sieht aus wie eine Gießkanne und trennt gut und böse: Einfach den Bratensud hineingeben, ein wenig warten, bis sich der Flüssigkeitspegel beruhigt hat und das Fett oben schwimmt. Während Sie nun langsam den Bratensaft ausgießen, bleibt das Fett in der Kanne*

Ein Apfel pro Tag macht den Arzt überflüssig – sagt ein britisches Sprichwort. Das Apfelpektin ist ein natürliches Antibiotikum gegen Keime und Bakterien. Außerdem entwässert so ein Apfel und hilft bei Verdauungsstörungen

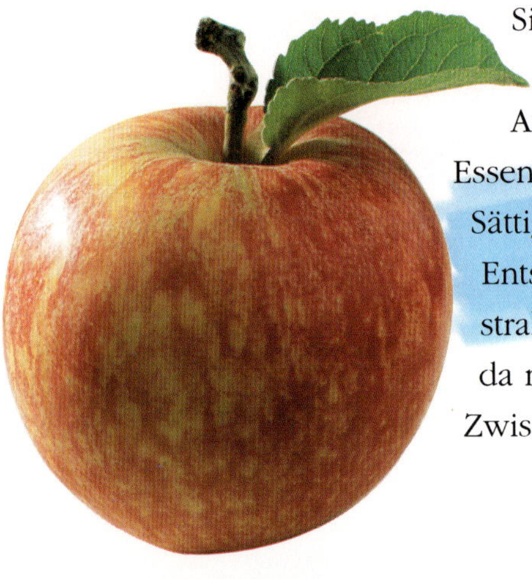

2 Lebhaftes Nicken bei der zweiten Beschreibung? – Sie sind auf dem richtigen Weg! Sollten Ihre Genüsse jedoch in Bahnen lenken. Weiter unten mehr dazu.

3 Sie fragen sich: »Wo liegt der Unterschied? Egal, unter welchen Umständen ich meine Figur erworben habe – das Resultat ist mein jetziges Gewicht.« – Ja und Nein. Das Gewicht mag das gleiche sein. Ihre Ausstrahlung ist jedoch mit Sicherheit eine andere. Hier das Essen in der Nebenrolle, weil zwischen Tür und Angel eingeworfen. Als schnelles Trostpflaster für die Tücken des Alltags. Danach kein Sättigungsgefühl, aber dennoch nicht minder kalorienhaltig. Die Folge: reuevolle Zerknirschtheit, Schuldgefühle. Wie wollen Sie so in Ihrem ganzen Glanz erstrahlen? Auf der anderen Seite: Essen in der Hauptrolle, ein Sättigungsgefühl, Genuß, Entspanntheit, die Sie ausstrahlen. Mal ehrlich, gibt es da noch viel abzuwägen? Zwischen Ersatzhandlung und dem zelebrierten Höhepunkt, zwischen Frust und Lust?

Klasse statt Masse

Bevor Sie jetzt aus dem Stand zum Lustesser werden, in Vorfreude auf Tage der Völlerei und des hemmungslosen Genusses, muß ich Sie ein bißchen bremsen. Denn die Mengen machen den Lustesser nicht aus. Lustesser sein heißt vielmehr, bewußt zu essen, dem Essen seine Zeiten einzuräumen und ihm in diesen Zeiten die ungeteilte Aufmerksamkeit zu widmen, zu genießen. Und zu merken, wann man satt ist. Lustesser sein heißt aber auch, seine Lust in Bahnen zu lenken. Und dafür gibt es zwei triftige Gründe: zum einen Ihre Gesundheit, die Ihnen viel wert sein sollte. Denn in Ihrer Eigenschaft als Genußmensch lieben Sie das Leben, hängen daran und möchten es in vollen Zügen und möglichst lange auskosten. Der zweite Grund ist diese seltsame Eigenart des Menschen, sich schnell gelangweilt von allem abzuwenden, wovon er sich zuviel gönnt. Stellen Sie sich vor, Sie tafeln siebenmal die Woche schlaraffenland-ähnlich mit allen erdenklichen Genüssen. Keine zwei Wochen werden vergehen, und Sie können all die feinen Sachen nicht mehr sehen. Grund genug, Ihre barocken Eßorgien ein wenig zu organisieren. Mein Vorschlag: Feiern Sie! Aber feiern Sie nicht häufiger als zweimal die Woche. Logischerweise bietet sich das Wochenende dafür an. Mit frischen Lebensmitteln vom Markt. Mit ausreichend Zeit, liebevoll für sich allein, die Familie oder Freunde zu kochen, den Tisch mit Ihrem Lieblingsgeschirr und Kerzen zu decken. Ausgiebig und in Ruhe zu tafeln.

Alkohol und Fett in Maßen

Und die anderen fünf Tage der Woche? Wie gesagt, mein Anliegen ist nicht, Sie zum Pfundeverlieren zu animieren. Daher brauchen Sie keine Angst zu haben, daß ich Ihnen rate, sich die restlichen fünf Tage zu kasteien. Natürlich sollen Sie auch in dieser Zeit richtig essen,

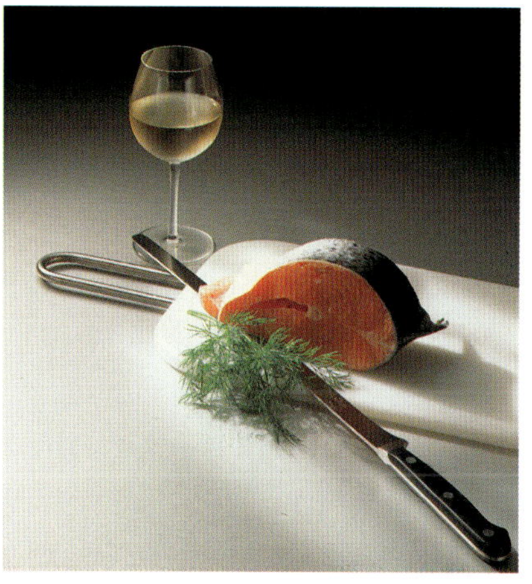

Dämpfen statt kochen: Genuß-Esser werden schnell auf den Geschmack kommen – Gemüse und Fisch schmecken intensiver und behalten mehr Aroma, wenn sie in einem Dämpfeinsatz gegart werden. Schon wieder nebenbei Fett gespart!

sich satt essen. In Ruhe und in einem ansprechenden Ambiente. Der einzige Unterschied zu Ihren Festessen: Achten Sie verstärkt auf die Inhaltsstoffe dessen, was Sie essen, Ihrer Gesundheit zuliebe. Das heißt unter anderem, Fette und Alkohol im Rahmen halten. Alkohol wirklich nicht häufiger als an maximal drei von sieben Abenden trinken. Um gesund zu bleiben, empfehlen Ernährungsexperten, sich nicht mehr als 30 Prozent der täglichen Kalorienzufuhr aus Fett zu holen. Das entspricht etwa 60 Gramm pro Tag. Wobei Sie sich bei den gesättigten Fetten, die – in zu großen Mengen genossen – einen erhöhten Cholesterinspiegel zur Folge haben

Machen Sie es sich schön! Auch wenn Sie »nur« im Familienkreis oder allein essen – Omas Silber und die neuen Designer-Gläser sollten Ihnen für alle Tage nicht zu schade sein. Und staunen Sie, wie gut ein einfacher Eierkuchen bei Kerzenschein schmeckt!

können, eher zurückhalten sollten. Sie sind beispielsweise in fettem Käse und in Wurstwaren reichlich enthalten. Die ungesättigten Fette hingegen müssen Sie mit Lebensmitteln wie Getreide, Nüssen, Hülsenfrüchten und Pflanzenölen zu sich nehmen, weil sie nur zum Teil vom Körper selbst hergestellt werden können. Wenn Sie also Fett einsparen möchten, sollten Sie tierische Kalorien als erste von Teller und Speiseplan streichen. Um dem Gespenst »erhöhter Cholesterinspiegel« seinen Schrecken zu nehmen, sollten Sie zu Ihrer Beruhigung beim Arzt einen Bluttest machen lassen. Das verschafft Gewißheit und läßt Sie danach Ihre Gaumenfreuden unbeschwert genießen.

Zwei bis drei Liter Flüssigkeit sollte jeder Mensch pro Tag trinken. Diese Menge können Sie in Form von Mineralwasser oder Kräutertees zu sich nehmen

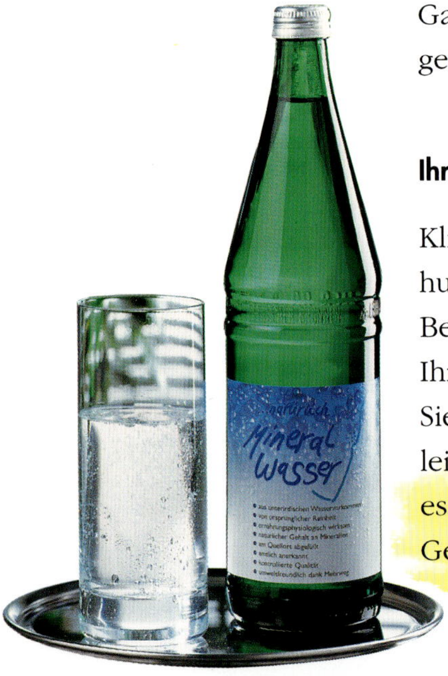

Ihr Körper weiß, wann Sie satt sind

Klingt das etwa nach Verhungern und Abnehmen? Bestimmt nicht. Was die Größe Ihrer Portionen angeht, sollten Sie sich von Ihrem Wohlgefühl leiten lassen. Je langsamer Sie essen, desto größer ist der Genuß. Der positive Nebeneffekt: Ihr Körper wird das eingebaute Ich-bin-jetzt-Satt-Signal nach einer kleineren Menge Nahrung geben, als wenn Sie alles schnell in sich hineinschaufeln. Gut und unbeschwert werden Sie sich fühlen. Wahrscheinlich werden Sie dadurch nicht abnehmen. Aber warum auch? Wenn Sie keine Probleme mit Ihrer Gesundheit haben, sollen Sie ja bleiben, wie Sie sind. Hauptsache, Sie mögen sich selbst.

Machen Sie ein Fest aus Ihrem Leben! Schaffen Sie sich Höhepunkte. Reservieren Sie beispielsweise einmal im Monat einen Tisch in einem Schlemmerlokal und freuen Sie sich bereits die vier Wochen vorher auf den kulinarischen Genuß. Aber so groß müssen die Ereignisse ja gar nicht unbedingt sein. Bewußt genießen können Sie schon den Cappuccino bei Ihrem Lieblingsitaliener nach dem Einkaufsbummel. Kleine und große Freuden, nicht jeden Tag genossen, kreativ und erfinderisch in den Alltag gestreut, machen den wahren Genußmenschen aus.

Wo sich das Fett versteckt

In der folgenden Tabelle finden Sie gängige Lebensmittel und ihren Fettgehalt. Die Angaben beziehen sich, wenn nicht anders vermerkt, jeweils auf 100 Gramm.

Fisch

Aal	28,6 g Fett
Matjeshering	22,6 g Fett
Lachs	13,6 g Fett
Makrele	12,0 g Fett
Miesmuscheln	1,3 g Fett
Rotbarsch	3,6 g Fett
Scholle	0,8 g Fett
Seezunge	1,4 g Fett

Milchprodukte

1 Glas Vollmilch (0,2 l)	7,6 g Fett
1 Glas Magermilch (0,2 l)	0,2 g Fett
1 Eßlöffel Sahne (30%)	2,5 g Fett
1 Becher Vollmilch-Fruchtjoghurt	4,7 g Fett
1 Becher Magerjoghurt	0,2 g Fett
Quark (40%)	11,4 g Fett
Quark (20%)	5,1 g Fett
Magerquark	0,3 g Fett

Brot, Müsli & Kuchen

1 Scheibe Vollkornbrot (50 g)	0,5 g Fett
1 Scheibe Weizentoastbrot (40 g)	1,8 g Fett
1 Scheibe Knäckebrot (12 g)	0,2 g Fett
1 Brötchen (45 g)	0,8 g Fett
Ungezuckertes Müsli	10,6 g Fett
1 Stück gedeckter Apfelkuchen (140 g)	13,4 g Fett
1 Stück Biskuitrolle (46 g)	1,2 g Fett
1 Stück Marmorkuchen (70 g)	16,4 g Fett

Nudeln, Reis, Kartoffeln

Spaghetti (ohne Ei)	1,2 g Fett
Vollkornnudeln	1,8 g Fett
Weißer Reis	0,6 g Fett
Vollkornreis	2,2 g Fett
Kartoffeln	0,1 g Fett
1 Portion Pommes frites (150 g)	21,7 g Fett
1 Portion Bratkartoffeln (200 g)	15,0 g Fett

Fette & Ei

1 Eigelb	6,1 g Fett
1 Eiweiß	0,1 g Fett
Butter	83,2 g Fett
Halbfett-Butter	40,5 g Fett
Margarine	80,0 g Fett
Halbfett-Margarine	40,0 g Fett
1 EL Pflanzenöl (12 g)	12,0 g Fett
Kokosfett	99,0 g Fett
1 EL Mayonnaise (80%, 25 g)	19,7 g Fett
1 EL Mayonnaise (50%, 25 g)	13,0 g Fett

Snacks

Geröstete Erdnüsse	50,0 g Fett
Marinierte Oliven (grün)	13,3 g Fett
Marinierte Oliven (schwarz)	35,8 g Fett
Sonnenblumenkerne	48,8 g Fett

Natürlich ist diese Tabelle nicht vollständig, aber Sie bekommen einen Eindruck davon, wie groß die Unterschiede im Fettgehalt sind und wo Sie etwas einsparen könnten.
Eine vollständige Tabelle bekommen Sie beispielsweise in Apotheken.

Wußten Sie, daß ...
... in Möhren und im grünen Teil vom Porree viel gesundes Beta-Karotin steckt, das nachweislich ein Schutzstoff gegen Krebs ist?
... die Blätter vom Kohlrabi mehr Vitamine und Mineralstoffe enthalten als die Knolle? Also einfach feinhacken und über das Gericht streuen.
... Lauchzwiebeln die Magen- und Darmfunktionen anregen?
... Wirsing von allen Gemüsesorten das meiste Vitamin E enthält?

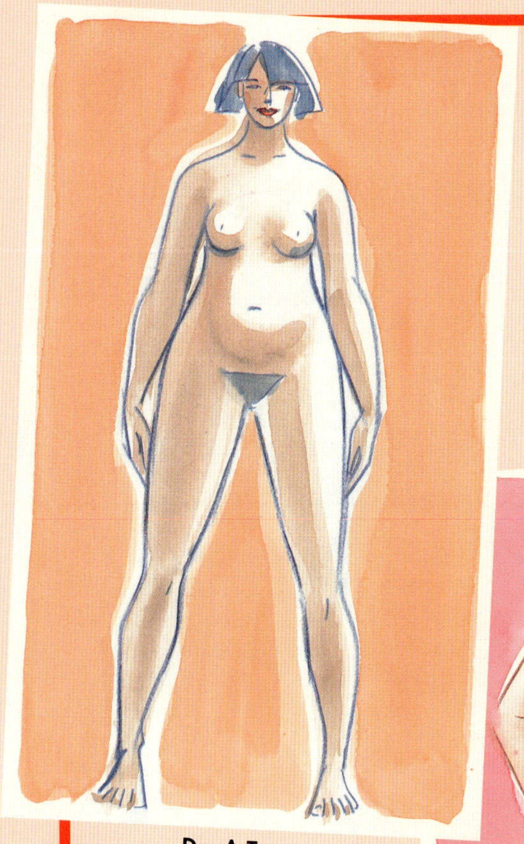

Der A-Typ

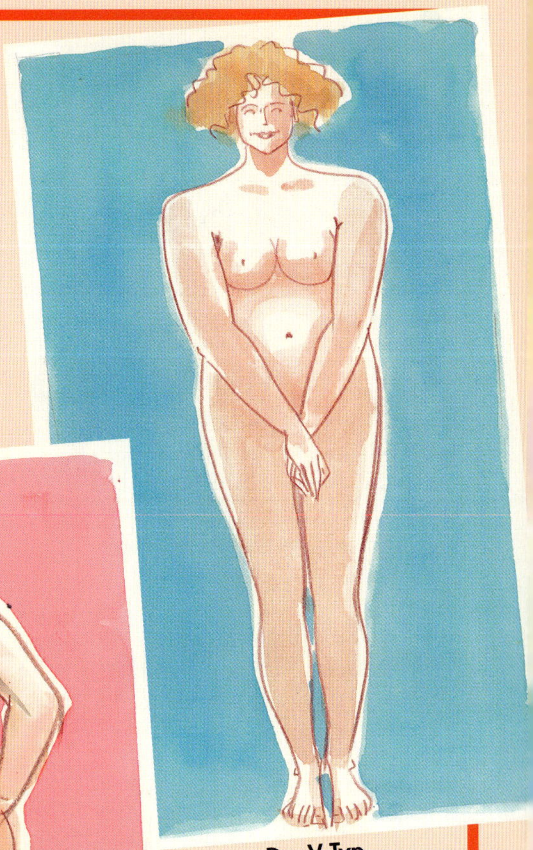

Der V-Typ

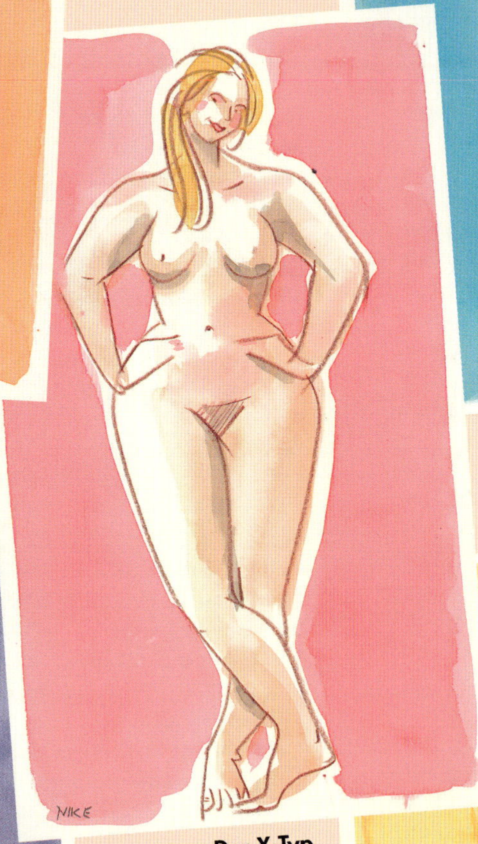

Der X-Typ

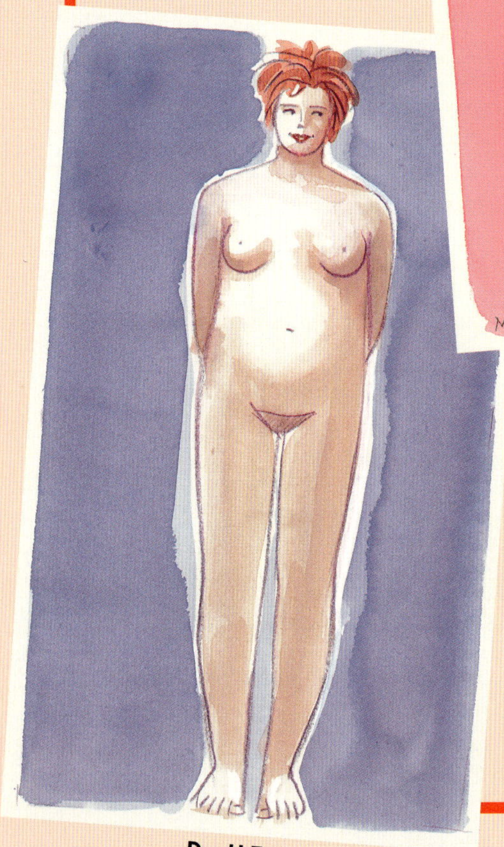

Der H-Typ

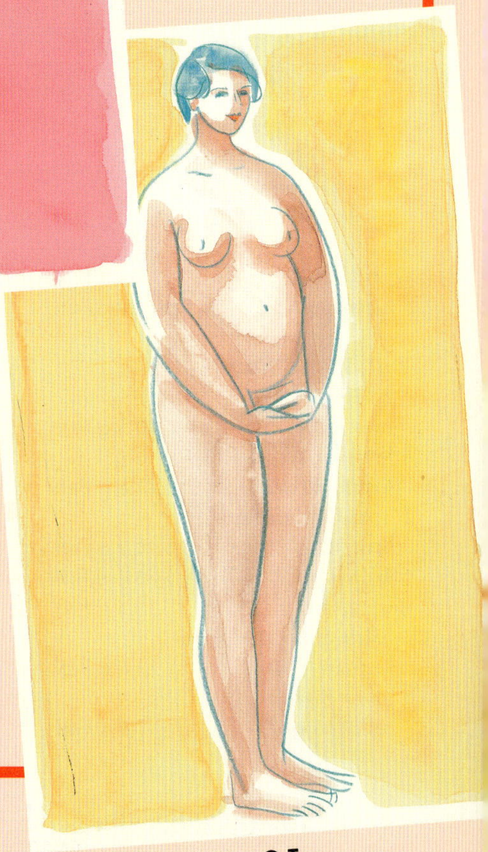

Der O-Typ

DIE SILHOUETTE – DAS A UND O FÜR IHREN STIL

Der Weg zur optimalen Kleidung führt über die Entdeckung Ihrer Körperlinie: Erkennen Sie, an welchen Stellen Ihres Körper Ihre Weiblichkeit besonders ausgeprägt ist. Finden Sie heraus, welcher Typ Venus Sie sind!

Sie sind der **A-Typ**, …

… wenn Ihr Oberkörper ein bis drei Konfektionsgrößen schmaler ist als Ihre Hüft- und Oberschenkelpartie. Lesen Sie ab Seite 24, wie Sie diese weiblichste aller Figuren am besten einkleiden.

Sie sind der **V-Typ**, …

… wenn Sie eine gerade, ausgeprägte Schulterpartie und einen vollen Busen haben. Taille und Hüfte im Vergleich dazu jedoch schmal ausfallen. Wie Sie diese Figur richtig in Szene setzen, sehen Sie ab Seite 30.

Sie sind der **H-Typ**, …

… wenn Ihr Busen und Ihre Hüfte nahezu das gleiche Maß haben und Ihre Taille wenig bis gar nicht ausgeprägt ist. Blättern Sie auf Seite 36 und entdecken Sie, welche Mode für Sie ideal ist.

Sie sind der **X-Typ**, …

… wenn Ihr Busen und Ihre Hüften voll und rund sind und sich dazwischen eine ausgeprägte Taille befindet. Ab Seite 42 finden Sie jede Menge Tips, wie Sie diese aufregende Figur richtig verpacken.

Sie sind der **O-Typ**, …

… wenn Ihre Taille einen ähnlichen Umfang wie Ihr Busen hat und Sie Ihr Hauptgewicht in der Körpermitte tragen. Lesen Sie ab Seite 48, mit welcher Kleidung Sie Ihre Formen ins rechte Licht rücken.

Ihre Silhouette bestimmt, wo und mit welchen Details Sie Blickpunkte setzen

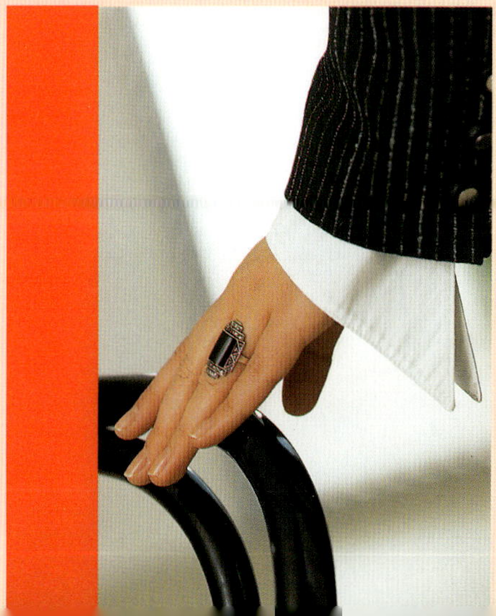

Schwerpunkt Hüfte – wenn sich Ihre Pfunde in diesem Bereich konzentrieren, sind Sie ein A-Typ. Ihre Kleidung sollten Sie daher nach dem Motto: »Oberkörper betonen, Hüftpartie zurückdrängen« auswählen

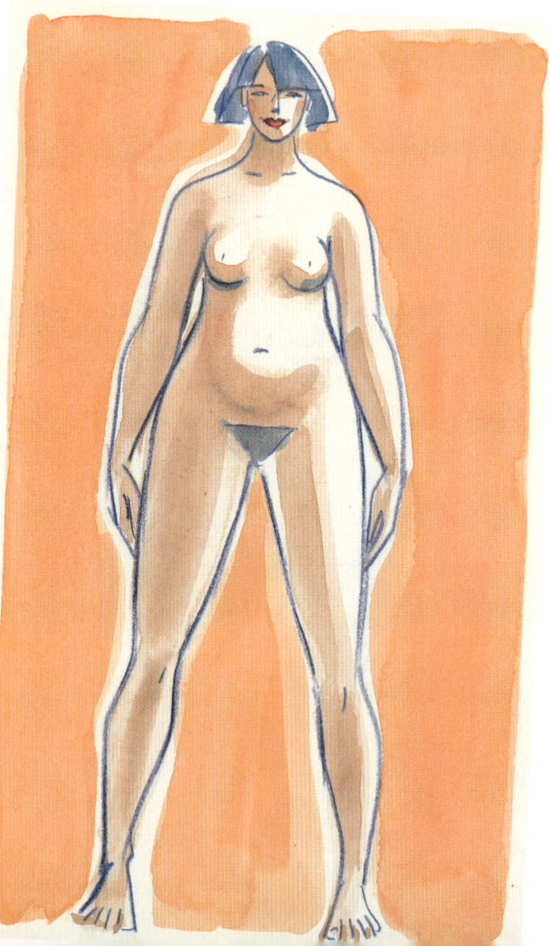

Der A-Typ

Schmaler Oberkörper, runde Hüften – eine typisch weibliche und sehr natürliche Figur nennen Sie da Ihr eigen! Aber gerade das für ein Prachtweib so bezeichnende gebärfreudige Becken und die volle Oberschenkelpartie sind es, die Ihnen die Suche nach der passenden Kleidung oft erschweren. Der Versuch, ein Ensemble wie Kostüm oder Hosenanzug zu erstehen, endet nicht selten mit einem Wutausbruch Ihrerseits und einem hilflosen Schulterzucken der Verkäuferin: Wenn Sie eine passende Jacke gefunden haben, können Sie sicher sein, daß das dazugehörige Unterteil – Hose oder Rock – ein bis drei Konfektionsgrößen zu klein ist. Angebote, solche Ensemble-Teile individuell zu einem Anzug von beispielsweise einem Oberteil in Größe 42 und einem Unterteil in Größe 46 zusammenzustellen, sind leider immer noch so selten wie das Goldene Vlies. Nur in der Abteilung für Bademode wird man hier und da mit diesem lobenswerten Service überrascht.

Die richtige Einkaufsstrategie

Was also tun? Drei Möglichkeiten haben Sie, mit diesem Dilemma fertig zu werden und modern und figurgerecht gekleidet daraus hervorzugehen.

1 Arbeiten Sie sich von unten hoch! Will heißen, es ist weitaus erfolgversprechender, zu einem Unterteil, das Sie für Ihre sogenannte Problemzone

TIP:

Außerdem günstig:

- Breit angelegte Ausschnitte und Krägen sowie steigende Reversformen. Sie verbreitern die Schultern optisch.
- Alles, was Schultern und Hals betont und den Blick auf den Oberkörper lenkt: eine dekorative Brosche, eine Kette, ein gemustertes Tuch.
- Kontrastfarbene Klappen auf den Brusttaschen.
- Ein kontrastfarben paspelliertes Schmuckknopfloch am Revers.
- Diagonale Ausschnitte, wie man sie an Wickelbodys und -blusen findet. Sie fallen schön und schaffen eine weiche Linie von Schulter bis Taille.
- Oberteile in hellen oder leuchtenden Farben sowie aus glänzenden Materialien. Diese Farben schaffen optisch Volumen, während Ihre Hüftpartie durch Unterteile in dunklen Farben optisch in den Hintergrund tritt.
- Eine Silhouette, die Ihrer Figur im Oberkörper bis zur Taille sanft folgt und erst über der Hüfte Weite gewinnt.

Vermeiden sollten Sie:

- Kontrastfarben für Oberteil und Rock, die horizontal genau im Oberschenkel-Hüftbereich aufeinandertreffen und den Blick auf Ihre stärkste Stelle lenken.
- Alles, was zu hauteng modelliert – und somit den direkten Vergleich von Ober- und Unterkörper zuläßt.
- Auffällige Schnittdetails wie Taschen, die – in Hüft- und Oberschenkelhöhe angebracht – diesen Bereich zusätzlich betonen.
- Gerade herunterhängende Oberteile, die Sie unnötig stämmig aussehen lassen, weil sie Ihre Taille verstecken.
- Gürtel, die breiter als vier Zentimeter sind. Sie betonen Ihre Taillen-Hüft-Differenz zu sehr.
- Sogenannte Tulpenröcke.

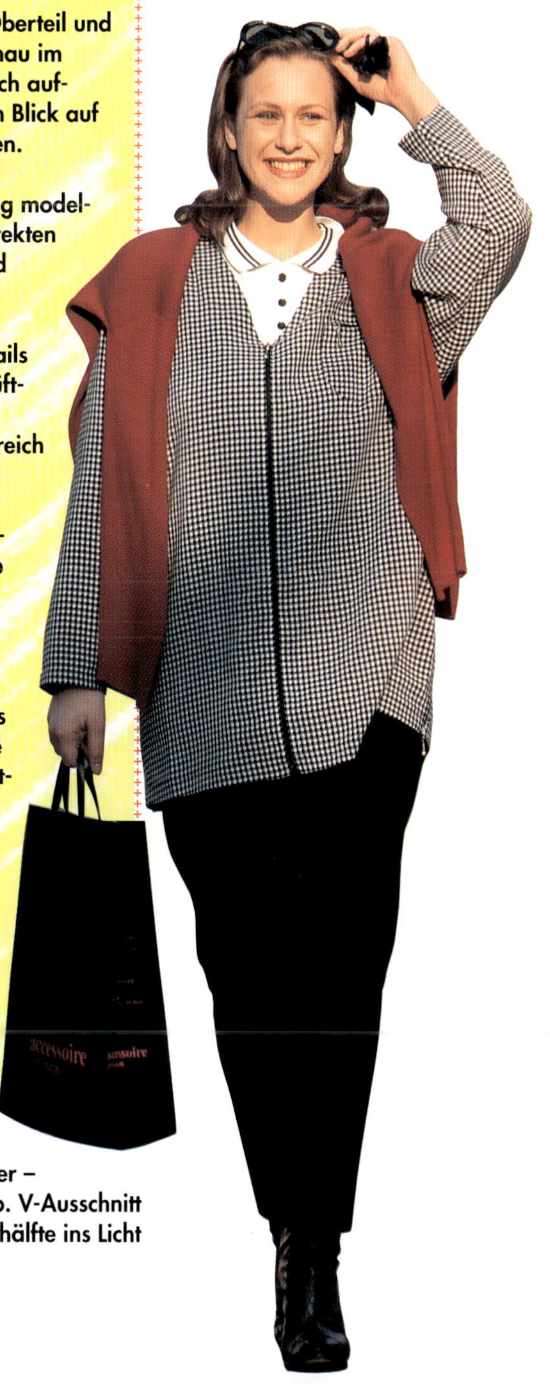

Das Unterteil dunkel, das Oberteil heller – eine der wichtigsten Regeln für den A-Typ. V-Ausschnitt und Polokragen rücken die obere Körperhälfte ins Licht

*Wußten Sie, daß …
… glänzende Stoffe Sie dicker erscheinen lassen, während Materialien mit einer matten Oberfläche optisch schlanker machen?*

Schön auffällig – besonders Frauen über 1,68 Meter können mit einem großgemusterten Blazer ihren Oberkörper betonen und ihre Hüftpartie auf den zweiten Platz verweisen. Modellieren, nicht verhängen heißt die Devise. So überspielt der Anzug zwar die Hüftpartie, folgt aber im Oberkörper der Figur. Übrigens: kontrastfarbene Schuhe nur tragen, wenn Sie über 1,68 Meter sind

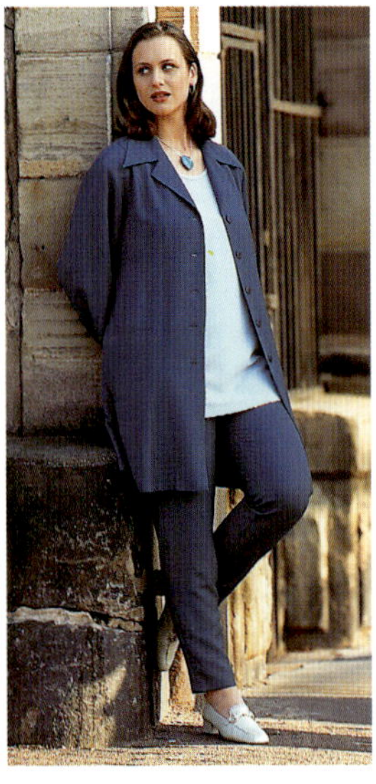

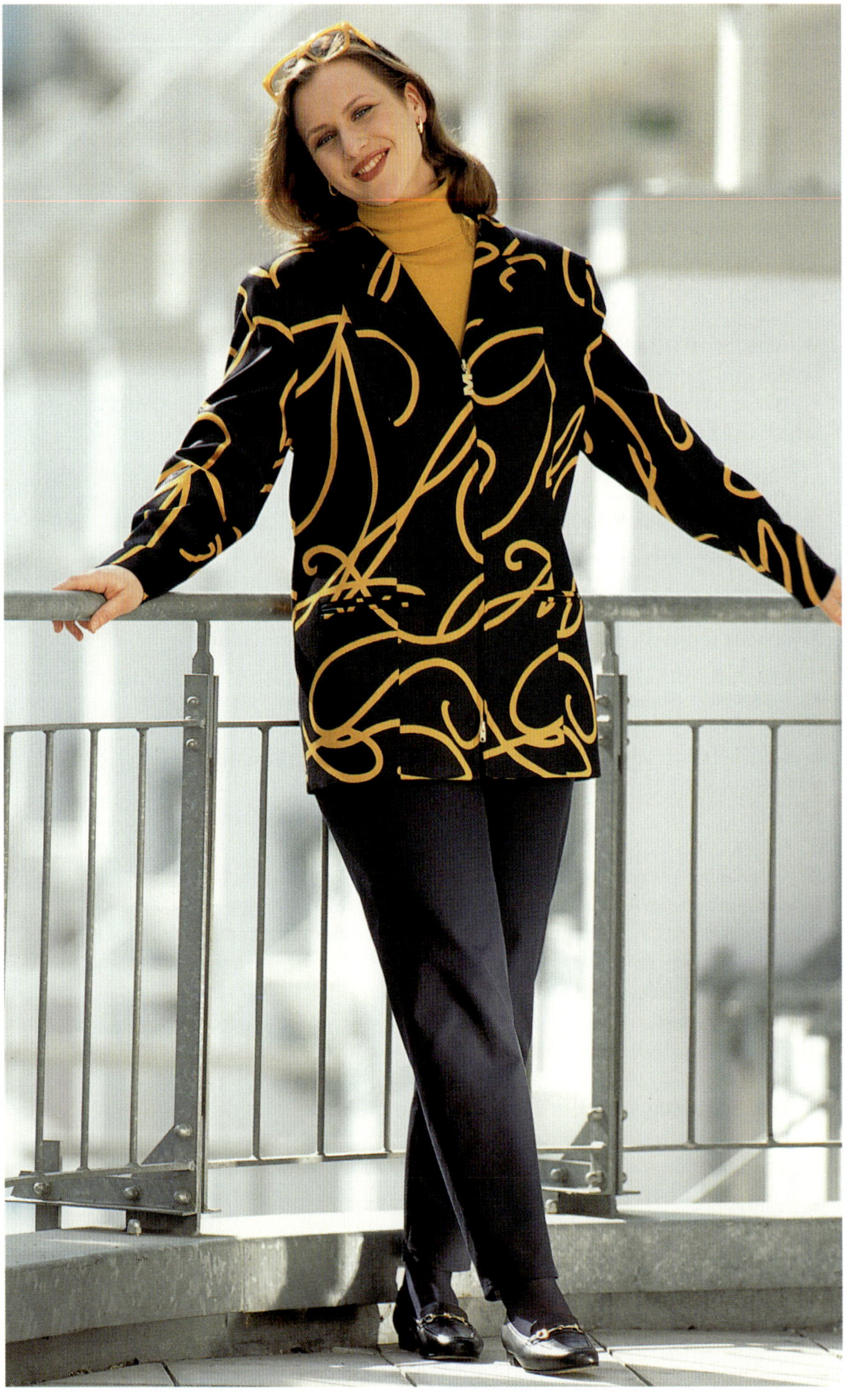

gefunden haben, das passende Oberteil zu verkleinern, als aus Rock oder Hose irgendwelche Nahtzugaben herauszulassen, die die Konfektion sowieso nicht drinläßt.

2 Lassen Sie nähen! Das kann unter Umständen etwas teurer werden als ein Modell von der Stange, muß aber nicht. Es hängt auch ab von dem Qualitätsanspruch, den Sie an das Fertigmodell gestellt hätten. Wer nähen läßt, hat den enormen Vorteil, Material, Farbe und Schnitt individuell auswählen zu können und am Ende sowohl oben- als auch untenherum in etwas gehüllt zu sein, das nicht wie eine Notlösung aussieht.

3 Nähen Sie selbst! Vielleicht zumindest das einfachere Teil des Ensembles.

Schulterpolster sind Pflicht

Beim A-Figurtyp kommt es vor allem darauf an, das Augenmerk auf den Oberkörper zu lenken und die Schulterpartie zu einem ausgewogenen Gegenpol zur Hüfte zu machen. Einfachste Regel: Kein Oberteil ohne Schulterpolster! Tragen Sie in Blusen, Pullis und Jacken kleine, rundliche Polster. Zu dick sollten sie nicht sein, denn zur Zeit ist die stark gepolsterte Schulterpartie kein Lieblingskind der Mode. Achtung bei mehreren gepolsterten Teilen übereinander: Drei Polsterschichten – beispielsweise in T-Shirt, Blazer und Mantel – sind auch für Ihren Figurtyp zuviel. Da verschwindet der Hals schnell zwischen den Schultern.
Ideal für den schnellen Wechsel sind Polster, die Sie mit Klettverschlüssen in Ihren Oberteilen befestigen und die sich bei Nichtbedarf fix herausnehmen lassen.

Muster am günstigsten einsetzen

Wenn Sie Muster mögen, sollten Sie sie auf Ihre Oberteile beschränken. Auch ein partieller Einsatz von Mustern kann eine überraschende Wirkung zeigen – beispielsweise in Form eines fein gepunkteten Kragens und/oder Revers oder in Form

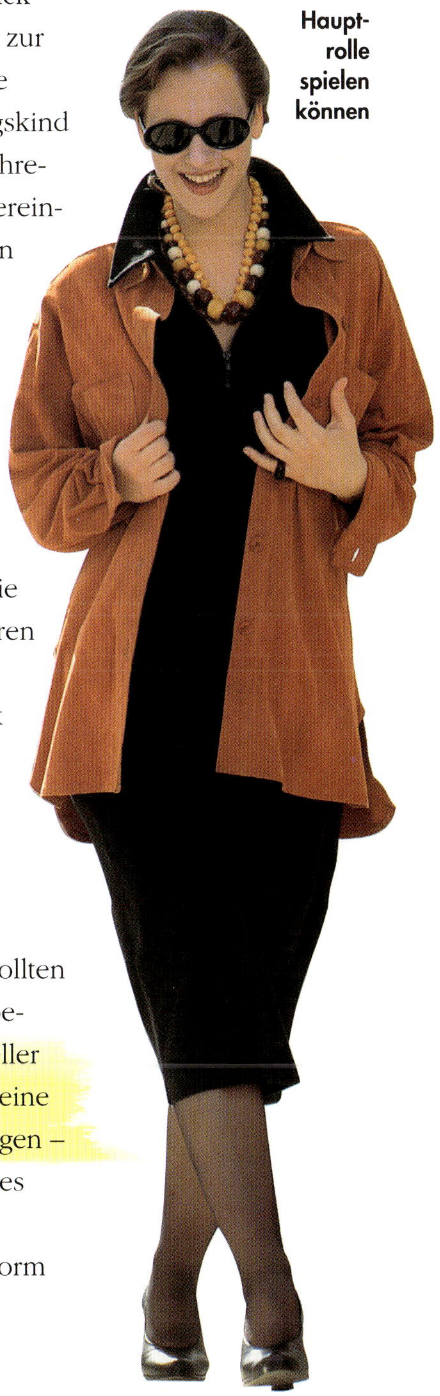

Hier beweisen die ausdrucksvollen Colliers, daß Accessoires innerhalb eines figurgerechten Outfits eine Hauptrolle spielen können

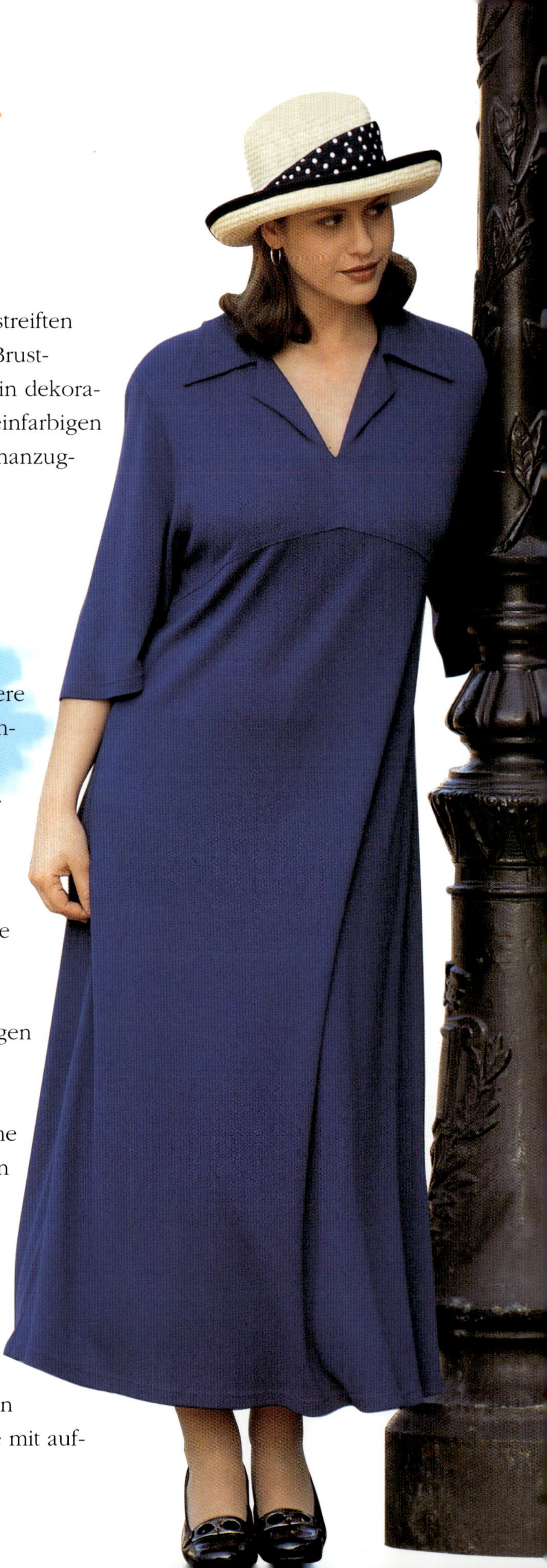

Das perfekte Kleid für die A-Figur: oben figurnah, ab Hüfte ausgestellt. Der großzügige Kragen lenkt den Blick nach oben und wird vom Strohhut mit dem gemusterten Band in diesem Effekt noch unterstützt

*Wenn **kurze Arme** Ihr Problem sind, verzichten Sie auf ...*
... kurze Ärmel,
... Manschetten in Kontrastfarben,
... weite Ärmel,
... Schmuck am Handgelenk.

von Ton-in-Ton gestreiften Taschenpatten im Brustbereich – beides ein dekorativer Blickfang an einfarbigen Kostüm- und Hosenanzugjacken.

Die vorteilhaftesten Accessoires

Greifen Sie zu bei allem, was Ihre obere Körperhälfte in Richtung Schultern schmücken könnte. Auffälligen Broschen und Reversnadeln sollte Ihre Suche in erster Linie gelten. Ausdrucksstarke Tücher – in Halsnähe geschlungen – setzen ideale Akzente im oberen Körperbereich (siehe auch S. 65–67). Den gleichen Effekt hat übrigens auch ein kontrastfarbener Pulli, den Sie locker um die Schultern legen. Wenn Sie Halsketten mögen, können Sie mit auffälligen, halsnahen Stücken die Aufmerksamkeit nach oben lenken. Sollten Sie mit einem eher kurzen Hals bedacht sein, sollten Ihre Ketten etwa bis zum Brustansatz reichen.

Ideale Bademode

Einteiler sind für Sie in jedem Fall günstiger als Bikinis. Suchen Sie nach Modellen, die •••

••• im unteren Teil dunkler sind als obenherum,

••• in Busen- und Schulterhöhe auffällige Muster oder kräftige Farb-Kombinationen aufweisen,

••• mit breiten, weit auseinanderstehenden Trägern einen optischen Gegenpol zur Halspartie schaffen,

••• mit Raffungen oder plastischem Dekor wie Rüschen und Applikationen in Schulter- und Busenhöhe den Blick nach oben lenken.

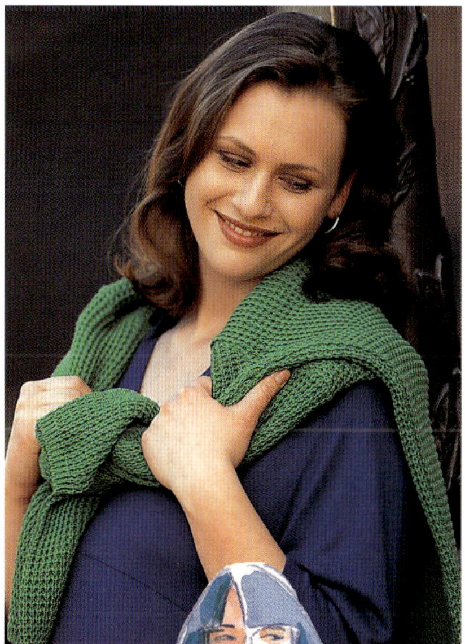

Kleine Dinge, große Wirkung: Ein um die Schultern geschlungener Pulli – am besten kontrastfarben oder gemustert – stellt den Oberkörper optisch in den Vordergrund. Apropos kleine Dinge: Vermeiden Sie Umhängetaschen, die in Höhe der Hüfte enden. Greifen Sie lieber zu den aktuellen Taschen, die – am kurzen Henkel über der Schulter getragen – in Höhe des Oberkörpers hängen

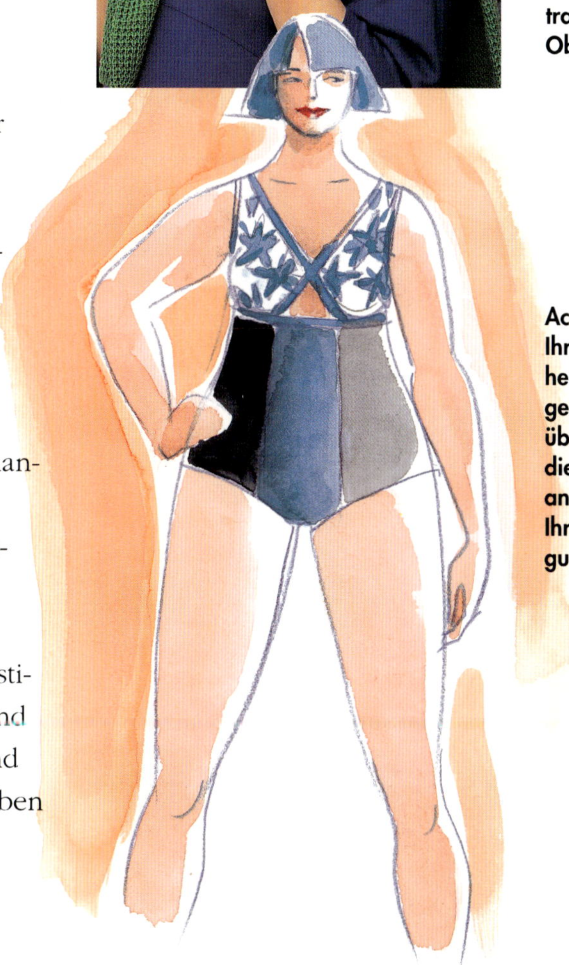

Achten Sie darauf, daß Ihr Badeanzug obenherum so aufregend gestaltet ist, daß man überhaupt nicht auf die Idee kommt, woandershin, sprich: auf Ihre runden Hüften zu gucken

Der V-Typ

Ausgeprägte, gerade Schultern und ein voller Busen stehen einer schmalen Hüft- und Taillenpartie gegenüber – das ist es, was Sie im Spiegel sehen, wenn Ihre Figur dem V-Typ entspricht. Was früher als eine typisch männliche Figur galt, ist heute sehr modern – typisch für Frauen mit Power! Viele von Ihnen formen mit Sport und Besuchen im Fitness-Studio ihren Körper in diese Richtung und folgen

Wenn sich Ihre stattliche Erscheinung hauptsächlich auf breite Schultern und einen vollen Busen gründet, so heißt Ihr Leitmotiv: »Die schmale Hüftpartie ins richtige Licht rücken.«

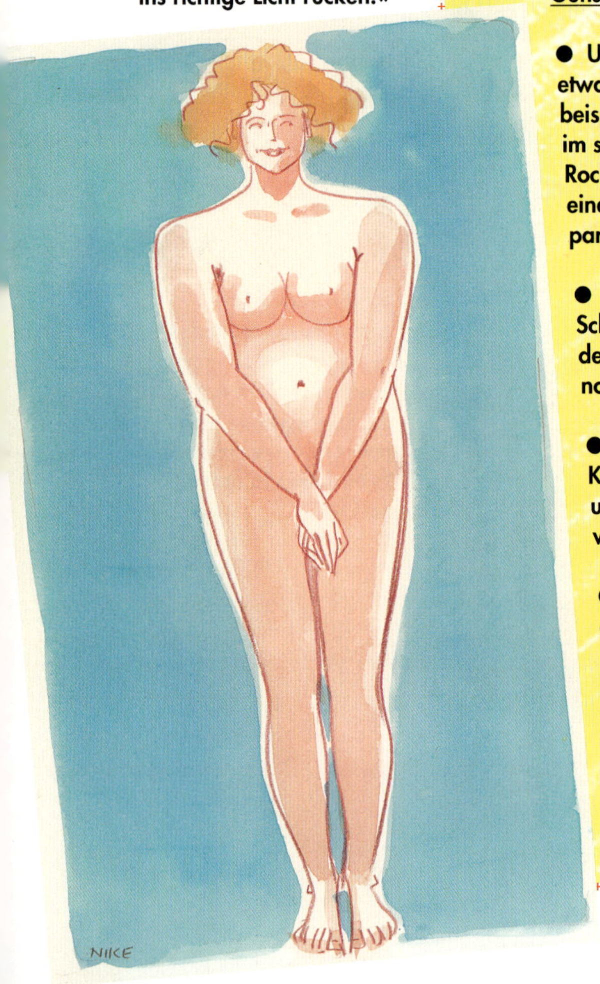

TIP:

Günstig sind:

- **Unterteile, bei denen etwas passiert. Wie beispielsweise ein Schlitz im schmalen, langen Rock für abends oder eine einseitige Faltenpartie.**
- **Oberteile, die im Schnitt schlicht und in der Farbe zurückgenommen ausfallen.**
- **Schnitte, die die Konturen Ihrer Taille und Ihrer Hüfte nicht verstecken.**
- **Raglanärmel, damit die Strenge Ihrer Schulterpartie zurückgenommen wird.**
- **Tiefe V-Ausschnitte.**

Vermeiden sollten Sie:

- **Den übertriebenen Einsatz von Schulterpolstern.**
- **Große, breit angelegte Krägen und weite Ausschnittvarianten wie Boots-Ausschnitte.**
- **Jackenschnitte mit einer extrem eckigen Schulterführung und eingesetzten Ärmeln.**
- **Doppelreihig geknöpfte Jacken und Blusen.**
- **Steife, starre Stoffe für Ihre Oberteile, die Sie obenherum wuchtig wirken lassen.**
- **Auffällige Schmuckstücke wie kurze Ketten und Broschen, die den Blick auf den Oberkörper lenken sowie auffällige Tücher, die in Halsnähe geschlungen werden.**
- **Details wie aufgesetzte Taschen, kontrastfarbene Passen oder Faltenpartien im Brustbereich.**

damit dem Trend zum Androgynen. Das einzige Problem, das sich dabei ergibt: Wie kleide ich diesen Prachtkörper? Wahrscheinlich tragen Sie im Hüftbereich mindestens eine Konfektionsgröße kleiner als am Oberkörper. Kaufhäuser und Boutiquen, die Sie bei Kostümen und Hosenanzügen die Jacke in der größeren und den Rock bzw. die Hose in der kleineren Größe zusammenstellen lassen, können Sie nach wie vor mit der Lupe suchen.

Die richtige Einkaufsstrategie

Ein recht gutes Angebot können Sie mittlerweile in einigen Versandkatalogen finden. Was Ihnen außerdem bleibt, ist das Selbernähen oder die Schneiderin. Da ein optimaler Kleidungs-Stil jedoch nach wie vor auf die ausgewogene Balance zwischen Oberkörper und Hüftpartie abzielt, sollte die für Sie ideale Kleidung den Oberkörper nicht zusätzlich betonen.

Muster am günstigsten einsetzen

Wenn Sie Muster-Fan sind, sollten Sie dieser Leidenschaft nur auf Röcken und Hosen frönen.

Ein hellgrundiger Karorock lenkt bei diesem Outfit den Blick auf die schmalere, untere Körperhälfte und auf gute Beine. Letztere sind ein häufiges Figur-Plus des V-Typs

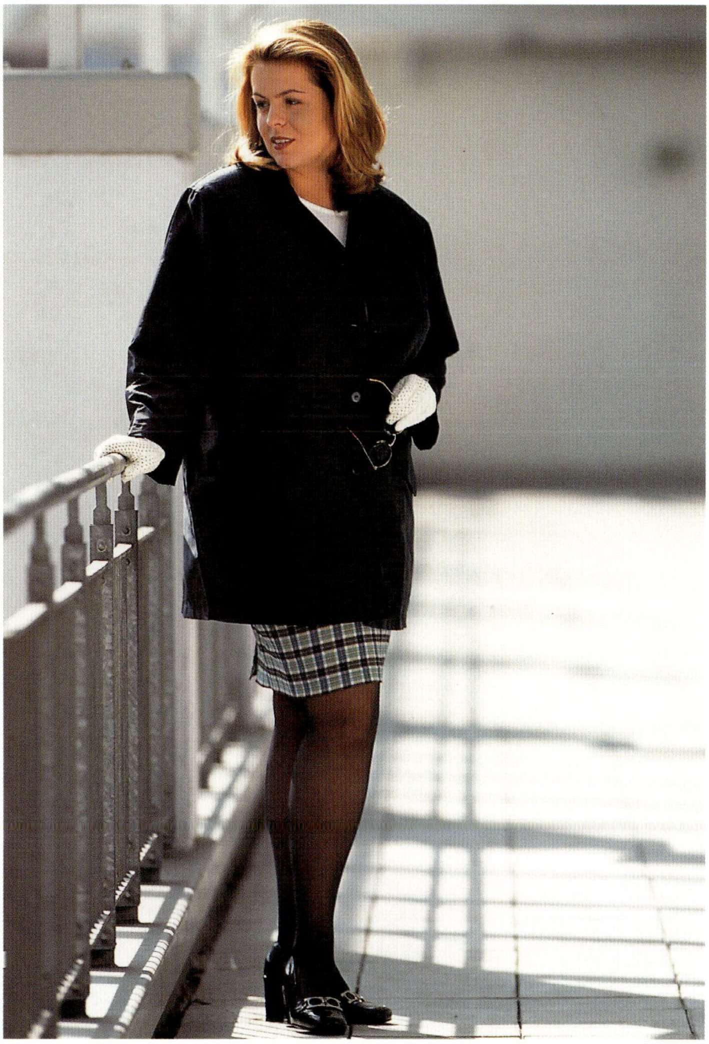

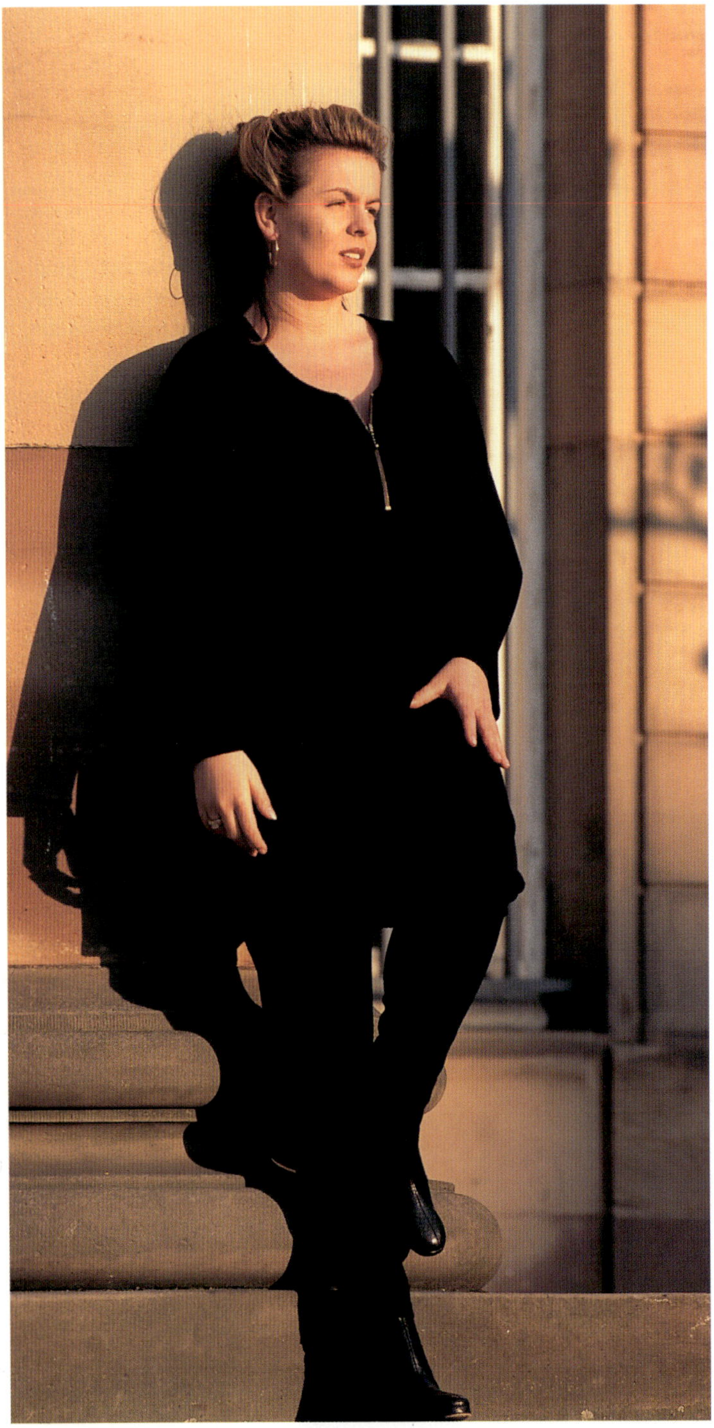

Die vorteilhaftesten Accessoires

Nach dem Motto »Betonen, was toll ist« sollten Sie nicht knauserig sein, wenn Sie beim Einkaufsbummel einen schönen **Gürtel** sehen. Dieses Accessoire ist für Ihren Figurtyp eine gute Investition, weil es Ihre schmale Taille vorteilhaft in Szene setzt. Dabei muß der Gürtel nicht zwangsläufig in der Taille sitzen, sondern macht – etwas unterhalb plaziert – darüber hinaus auch auf Ihre schmalen Hüften aufmerksam. Wenn Sie im Geschäft zwischen einem Tuch oder einem Seidenschal schwanken, ist für Sie der **Schal** die bessere Lösung. Legen Sie ihn nur locker und schlicht um den Hals, die Enden gerade herunterhängend. So folgt das Auge der Länge und landet auf Ihrer schmaleren unteren Körperhälfte.

Eine Farbe von Kopf bis Fuß – ideal für kleine Frauen. Der schlichte Allround-Zweiteiler betont mit schmalen Hosen Ihre schmalen Hüften. Der Metallreißer lenkt den Blick vorteilhaft in ebendiese Richtung

TIP:

(Für alle Figurtypen)

Wenn Sie eine kurze Taille haben …

… greifen Sie zu
- mäßig breiten Gürteln in der Farbe des Oberteils,
- Modellen mit tief angesetzter Taille,
- Röcken und Hosen ohne Bund (z. B. den aktuellen Hüfthosen).

Vermeiden sollten Sie
- kontrastierende Farben für Ober- und Unterteil, die in Taillenhöhe aufeinandertreffen – das verkürzt optisch und betont Ihre Taille unnötig,
- Modelle mit Empire-Taille,
- Hosen und Röcke mit hochgeschnittenem Bund,
- taillenkurze Jacken und Boleroformen.

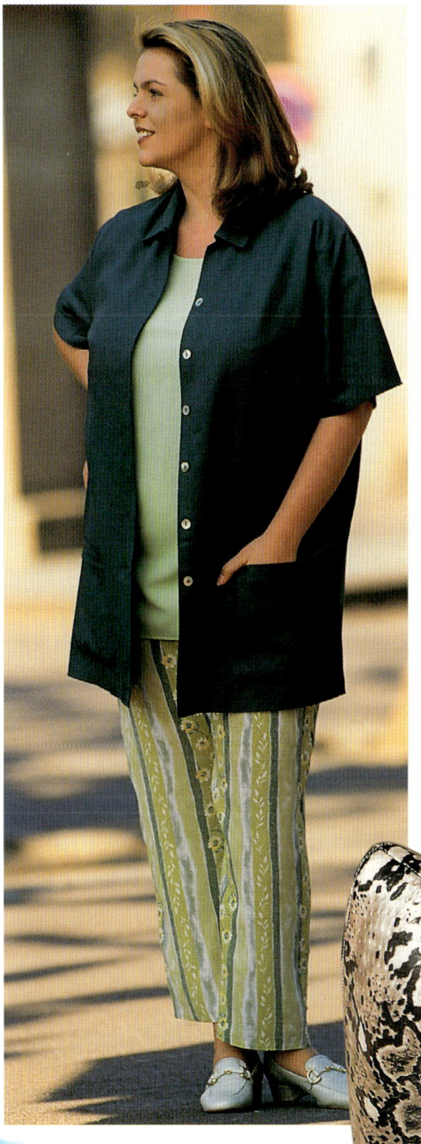

Gemusterte Hosen setzen Ihre untere Körperhälfte in Szene, während die obere mit einem dunklen Hemd optisch zurückgedrängt wird. Tip: Wenn Ihre Oberweite besonders ausgeprägt ist, wählen Sie ein Hemd mit langen Ärmeln, weil kurze Ärmel den Blick auf Brusthöhe lenken und diese so betonen

Alles, was den Blick nach unten lenkt, ist für den V-Typ günstig. Beispielsweise Aufschläge an Hosen – die kommen allerdings nur für große Frauen in Frage. Besser noch: auffällige Schuhe

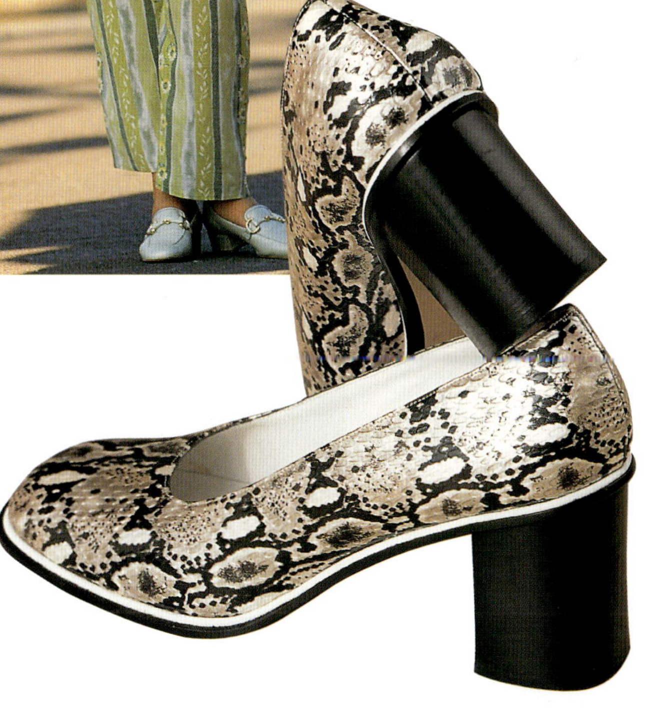

Auf **Schuhe** sollten Sie Ihr besonderes Augenmerk richten. Der V-Figurtyp hat meist lange und gut proportionierte Beine. Wenn Sie sich da wiedererkennen, lenken Sie mit ausgefallenen Schuhen die Blicke auf Ihre »bessere Hälfte«. Auch von der momentanen Stiefelmode sollten Sie profitieren.

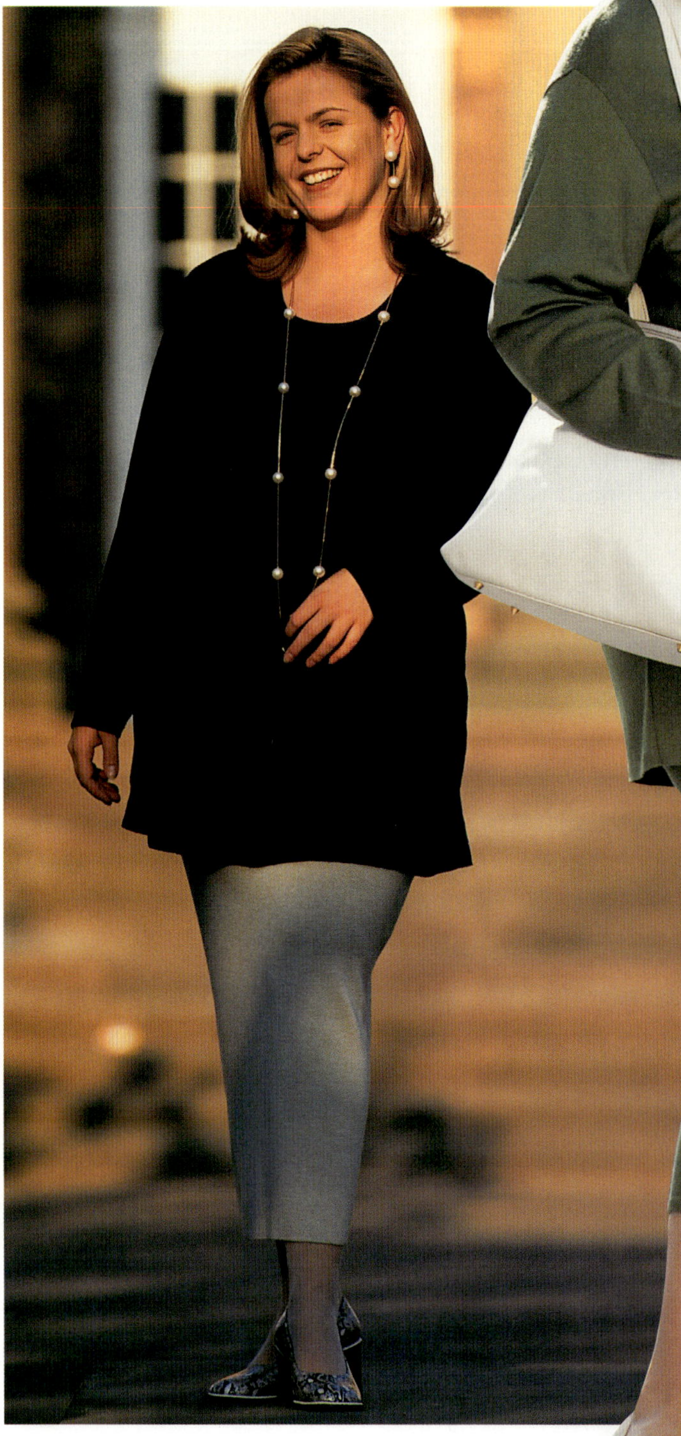

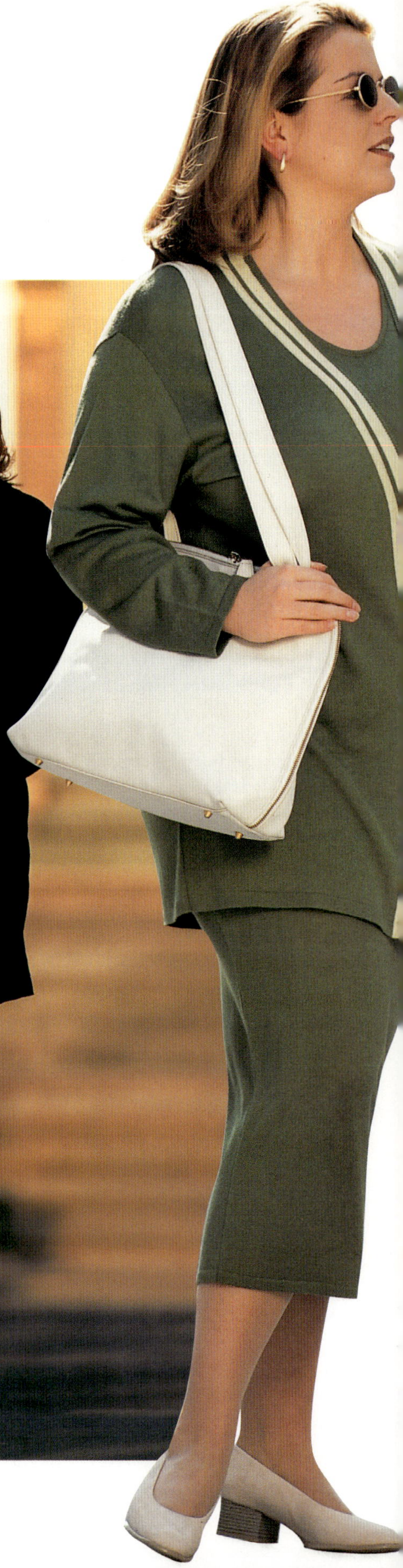

Accessoire als »Blick-Ableiter«: Die lange Kette bewirkt, daß der Blick ihrer Länge folgt und in Höhe des schmalen Hüftbereichs ankommt. Den betonen Sie zusätzlich mit einem Shirt, das in Hüfthöhe schmaler wird. Wer das nicht bekommt, sollte ein gerade geschnittenes abnähen (lassen)

Lassen Sie Kleidungsstücke für sich arbeiten! Bei dem erbsgrünen Zweiteiler spielt der Cardigan mit Kontrastblende Ihnen in die Hände und zieht mit dem Ausschnitt-Verlauf alle Blicke nach unten auf vorteilhafte Regionen

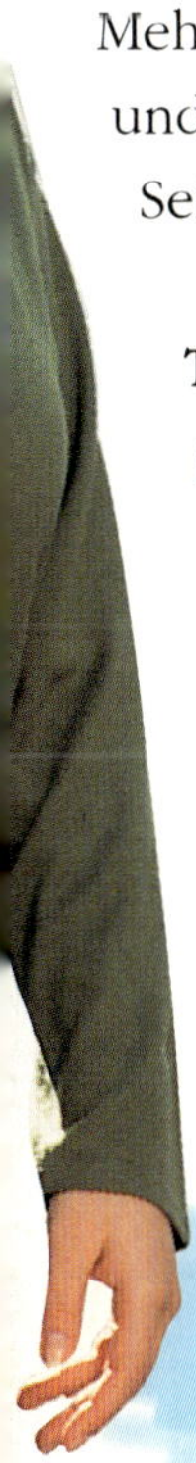

Mehr über Schuhe, ihre Wirkung und Bedeutung im Outfit auf Seite 69 – 71.

Taschen können Sie als praktische Schulter-Variante gut tragen. Hängt das Modell in Höhe Ihrer schmalen Hüftpartie, so lenkt es den Blick damit auch noch günstigerweise auf einen Ihrer Pluspunkte.

Ideale Bademode

Sie können sowohl Bikinis als auch Einteiler gut tragen. Wichtig ist die Aufteilung von Farbe und Muster. Suchen Sie nach Modellen, die •••

••• im Oberteil zurückhaltend bezüglich Farbe und Dekor sind,

••• möglichst keine ausgearbeiteten Cups haben, wenn Ihr Busen nicht unbedingt welche benötigt (dafür sollte aber ein Einsatz Ihre Oberweite in Form halten),

••• in Hüfthöhe Raffungen oder gemusterte Einsätze aufweisen und so Ihren schmaleren Unterkörper betonen.

TIP:

Wenn Sie besonders lange Arme haben ...

... <u>greifen Sie zu</u>

- **kontrastfarbenen Manschetten an Blusen,**
- **breiten Umschlagmanschetten,**
- **breiten Armreifen,**
- **weiten, kurzen Ärmeln,**
- **kurzen, angeschnittenen Ärmeln.**

<u>Vermeiden Sie</u>

- **lange, enge und schmal geschnittene Ärmel.**

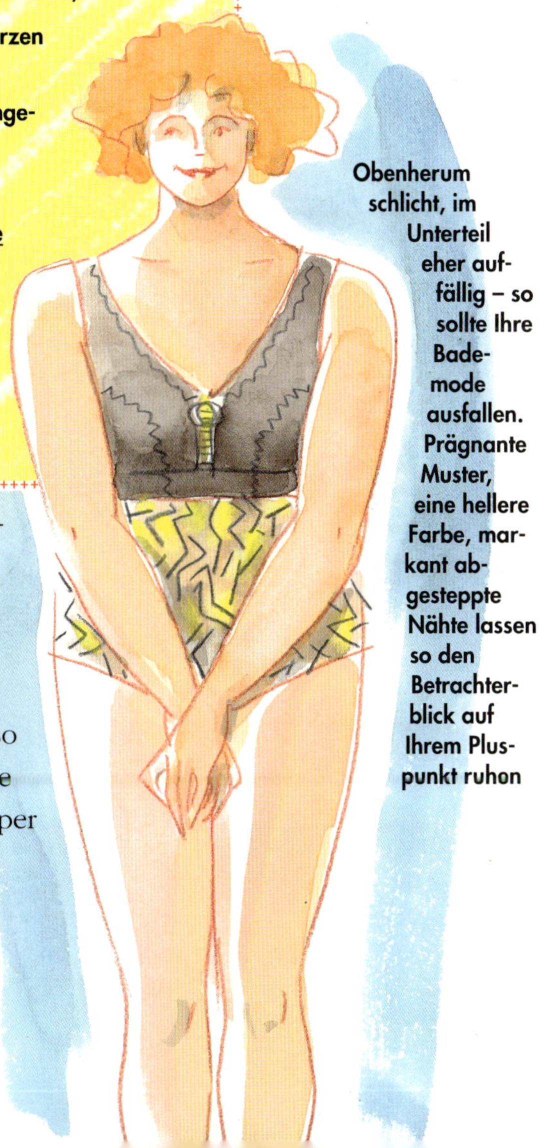

Obenherum schlicht, im Unterteil eher auffällig – so sollte Ihre Bademode ausfallen. Prägnante Muster, eine hellere Farbe, markant abgesteppte Nähte lassen so den Betrachterblick auf Ihrem Pluspunkt ruhen

Gerade geschnitten und von schlichter Eleganz ist der Hosenanzug in Schwarz und Creme. Nadelstreifen auf der Hose und ein langer Schal betonen die Vertikale

Ein gerader Körperbau von der Schulter bis zur Hüfte ist bezeichnend für die H-Figur. Hier heißt das Motto: »Gerade Schnitte für gerade Konturen.«

Der H-Typ

Ganz schön konsequent, Ihre Körperform: Ihre Oberweite und Ihre Hüftpartie haben ziemlich genau das gleiche Maß. Ihre Körpermitte gibt sich dazwischen nicht besonders klar zu erkennen, denn hier nehmen Sie wahrscheinlich am schnellsten zu, wenn Sie genußessen. Ein Tip vorweg: Grämen Sie

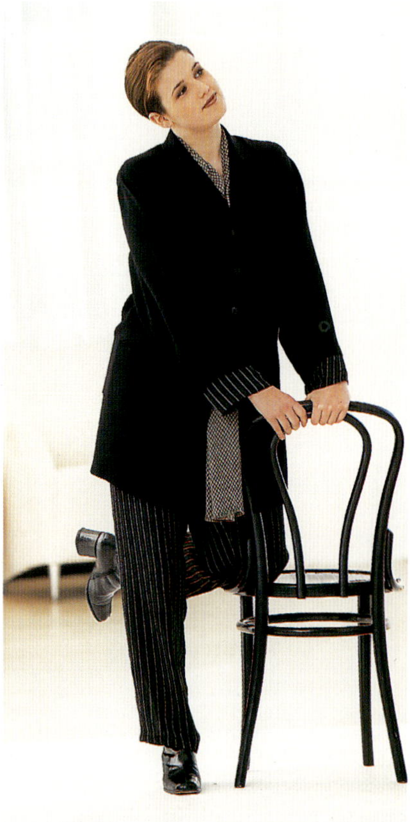

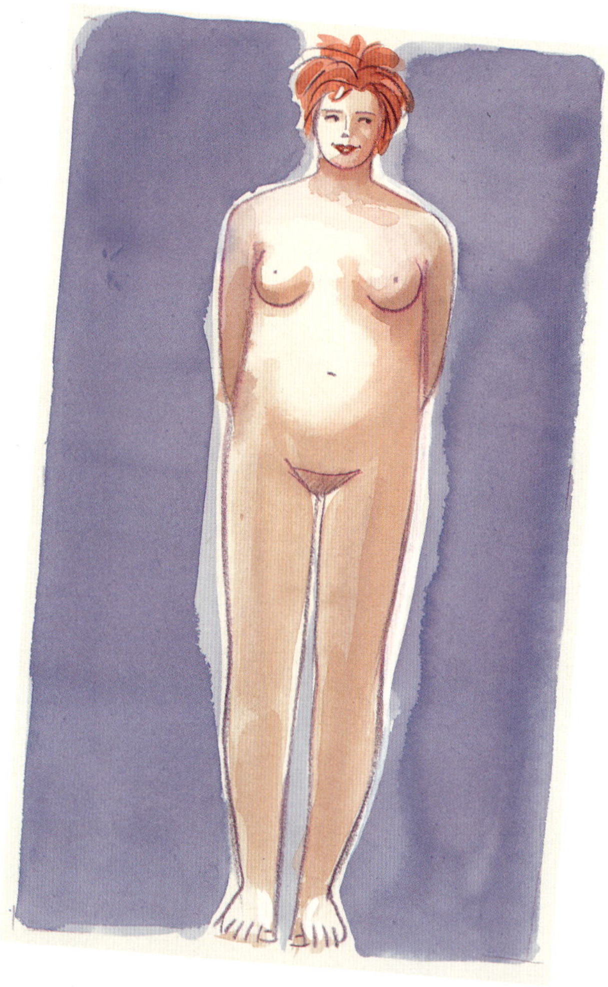

sich nicht und verschwenden Sie keine kostbare Zeit – in der Sie längst typgerecht gekleidet sein könnten! – mit Jammern und Klagen über das Fehlen einer Taille. Wahrscheinlich haben Sie sogar eher Grund zur Freude, da Frauen Ihres Figurtyps in 90 Prozent aller Fälle schlanke Beine haben. Je eher Sie sich also mit Ihrer geraden Form abfinden, um so eher können Sie sich der Mode, die für

TIP:

Günstig sind:

- **Gerade geschnittene Kleider ohne nennenswerte Details.**
- **Schmale, ein- und zweireihige Jacken.**
- **Schmale Röcke mit Gummizugbund.**
- **Gerade Hosen aus fließenden Stoffen.**
- **Schmale Hosen mit klassischem Schnitt.**
- **Details, die die Vertikale stark betonen.**
- **Colour-Blocking-Effekte in der Vertikalen.**

Vermeiden sollten Sie:

- **Alles, was tailliert ist.**
- **Verspielte Details wie Rüschen und Volants.**
- **Weite Röcke – sei es durch Kräuselbund oder zu leichten, bauschigen Fall.**

Ihre Konturen gemacht ist, zuwenden. Und Sie werden mit Sicherheit bedauern, das nicht schon früher getan zu haben.

Was zu Ihnen paßt

Die Linie, die Sie am besten in Szene setzt, ist von eleganter Selbstverständlichkeit. Von jener schlichten, schnörkellosen Eleganz, wie sie so typisch ist für die dezent-zurückhaltende Mode italienischen Stils. Was für eine herrliche Mischung: Hinter der unterkühlt-eleganten Material-Fassade

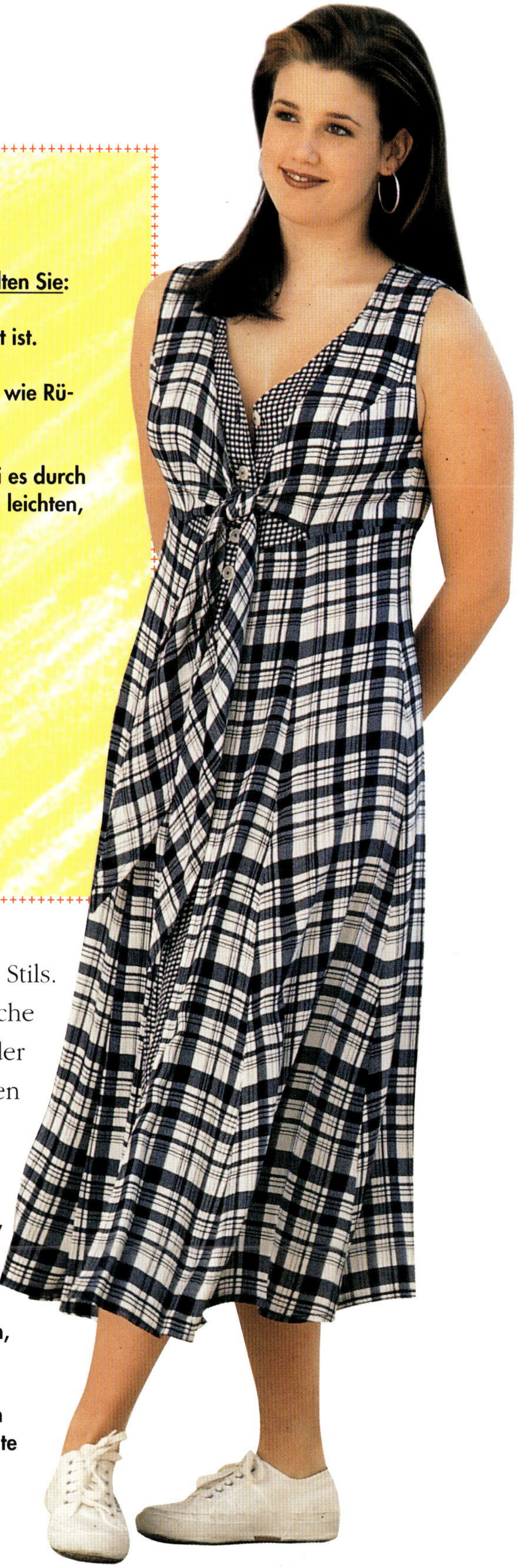

Ein graphisches Muster, ein Detail, das der Vertikalen folgt – so kann ein Sommerkleid für den H-Typ aussehen, der den Pfad der Schlichtheit mal kurz verlassen, seinen Linien aber treu bleiben möchte

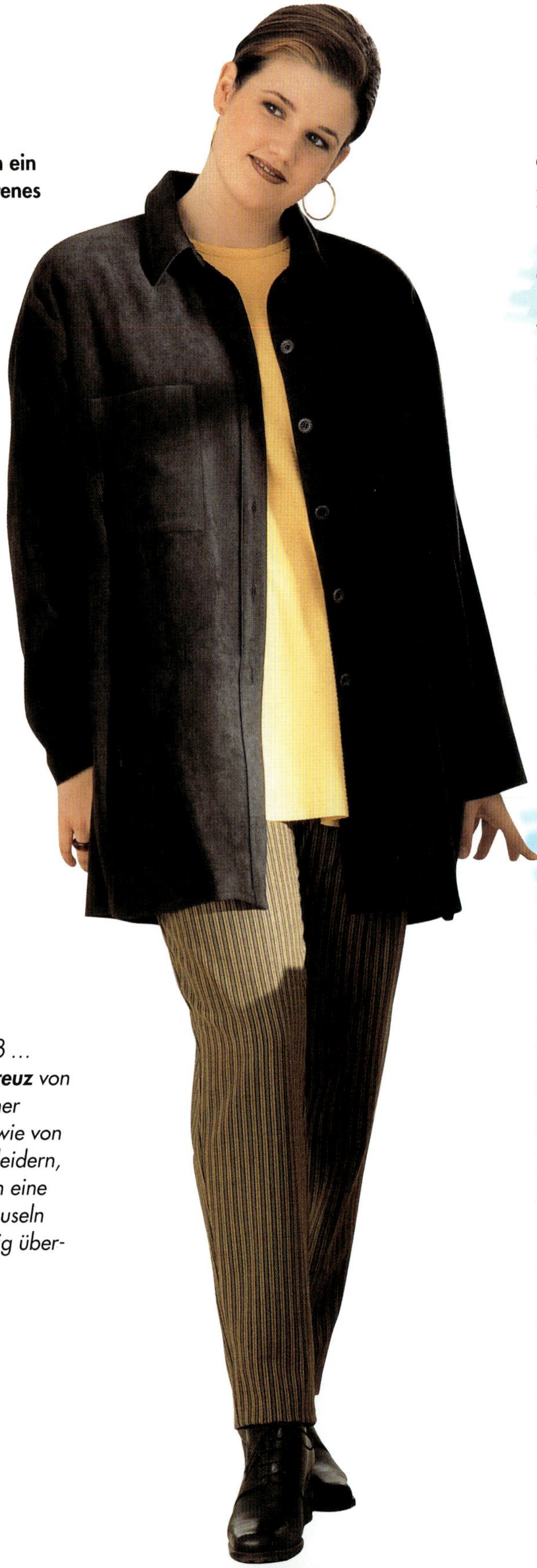

Investieren Sie in ein gerade geschnittenes Lederhemd. Es paßt nicht nur, wie hier, zu schmalen Hosen, sondern auch zu geraden, langen Röcken. Wirkungsvolle Ergänzung: Ein kontrastfarbenes Shirt, das sich mit vertikalem Colour-Blocking figurgünstig auswirkt

Wußten Sie, daß …
*… ein **Hohlkreuz** von Blusen mit einer Kellerfalte sowie von Blusen und Kleidern, die im Rücken eine Passe mit Kräuseln haben, günstig überspielt wird?*

eine starke, sinnliche Frau mit Feuer!

Gerade sind Ihre Konturen – gerade ist die Silhouette. Wenn Sie bereits über eine stattliche Schulterpartie verfügen, sollten Sie auf Polster verzichten und nicht zu dick auftragen. Andererseits können kleine Polster für gerade gebaute Frauen, deren Schultern nicht so prominent sind, eine Chance sein, im Hüftbereich schmaler zu wirken.

Muster am günstigsten einsetzen

Es gilt die Faustregel: Je größer Sie sind, desto mutiger dürfen Sie mit Mustern operieren. Ein gelungener Kompromiß für kleinere Frauen sind sogenannte Faux-Unis. Das sind Stoffe, die nur bei genauerem Hinsehen ein kleines Muster, ein Zusammenspiel aus zwei oder mehr Farben bilden, von weitem aber uni wirken. Eine andere Möglichkeit, eine Art Muster in die Kleidung zu bringen, sind strukturierte Stoffe. Wer um 1,68 Meter oder größer ist, den einfarbigen Pfad der italienischen Eleganz einmal verlassen

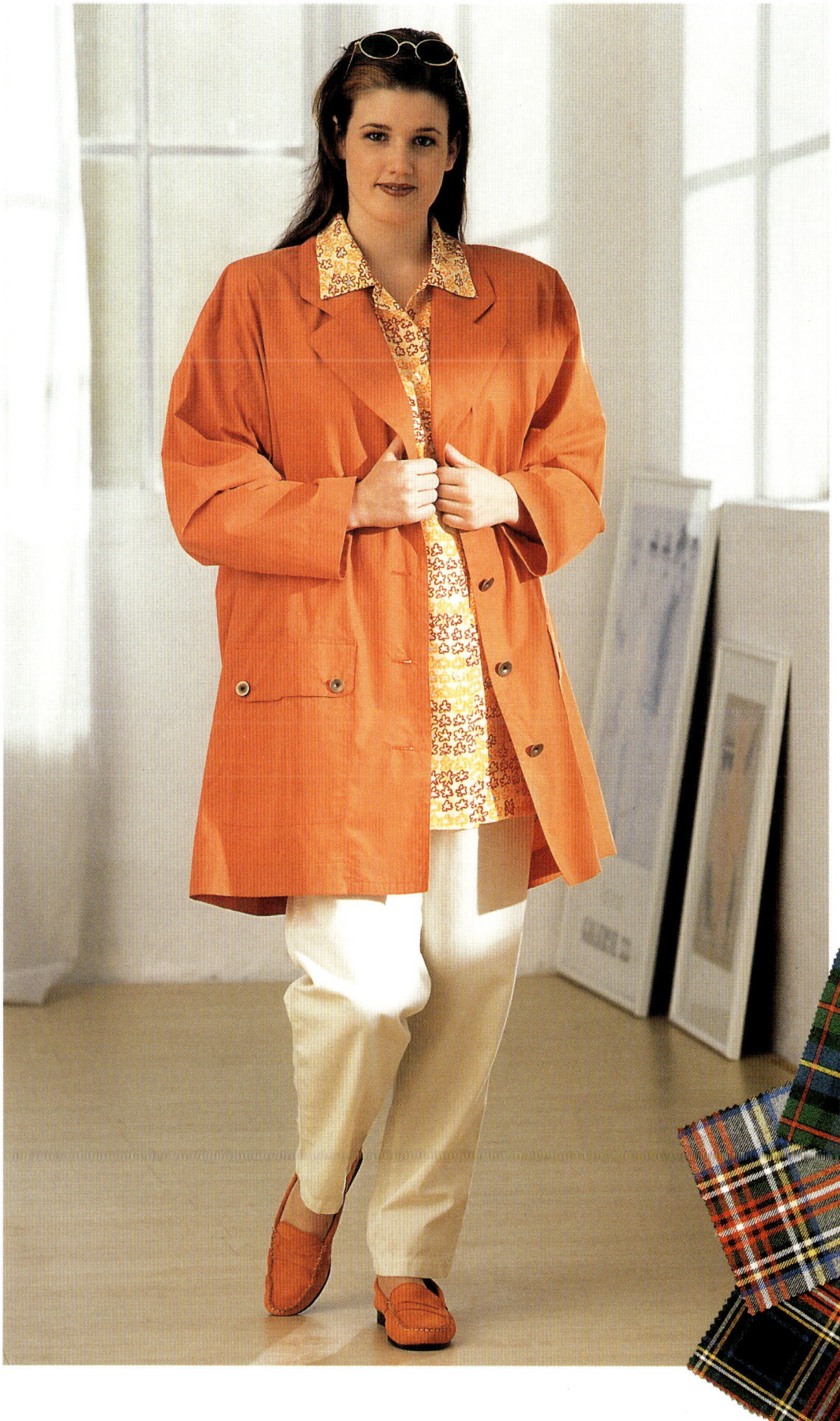

Schnörkellos und lässig mit doppelreihiger Popelinejacke und langem Hemd – beide in gerader Silhouette. Übrigens: Zu kontrastfarbenen Schuhen wie hier sollten Sie nur greifen, wenn Sie 1,68 Meter oder größer sind

Der Muster-Klassiker Karo spielt Ihrer Figur in die Hände: Greifen Sie für schmale Röcke oder gerade geschnittene Hosen zu allen Varianten von Black Watch bis Argyll

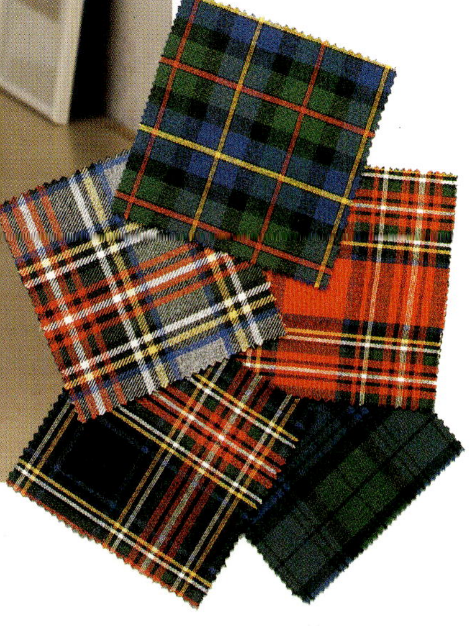

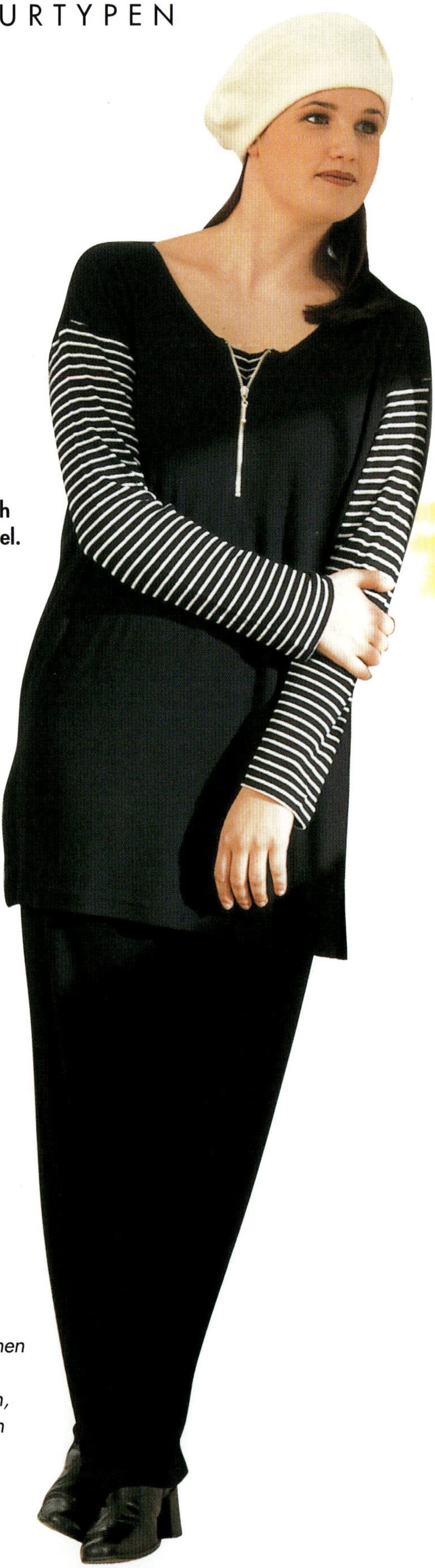

Den Colour-Blocking-Effekt bekommt der Jersey-Zweiteiler durch seine geringelten Ärmel. Sie verschmälern optisch und folgen – in »Zusammenarbeit« mit dem Reißverschluß – der Senkrechten

*Wenn ein **langer Hals** Ihr Problem ist und Sie ihn kaschieren wollen, tragen Sie am besten …*

- *… Blusen mit hohen Stehkragen,*
- *… kleine geknotete Tücher oder eine kurze, ausdrucksstarke Kette in offenen Stehkragen,*
- *… keine langen Ketten,*
- *… keine tiefen, spitzen Ausschnitte*

und Muster einsetzen möchte, der sollte zu Graphischem greifen: Rauten, Streifen, Karos kommen Ihrer Körperform entgegen.

Die vorteilhaftesten Accessoires

Wenn Sie modernen, eigenwilligen, weil kantigen **Schmuck** mögen, so sind Sie damit bestens bedient. Greifen Sie bei Broschen und Ringen zu leicht experimentell angehauchten Stücken, die eher geometrischen Vorbildern folgen als gewohntem, gefälligen Design. Sie entsprechen Ihrer geraden Körperkontur und »runden« somit Ihre Erscheinung effektvoll ab. Ihre Silhouette ist außerdem ein idealer »Hintergrund« für ausgefallene Halsketten, die schlicht, aber aussagekräftig in Material und Design sein sollten.

Lang herunterhängende **Schals** werden Ihrer Linie eher gerecht als im Halsbereich geschlungene Tücher.

Gürtel sind für Ihren Figur-Typ ein durchaus verzichtbares Accessoire.

Bei **Schuhen** haben Sie die Wahl zwischen flachen und solchen mit einem maximal Fünfzentimeter-Absatz. Der sollte allerdings keinesfalls zu zierlich ausfallen, sondern als trittfester Blockabsatz eine Fortsetzung Ihrer favorisierten Linie darstellen.

Ideale Bademode

Nach Gefühl können Sie zu Einteiler oder Bikini greifen. Das hängt davon ab, worin Sie sich sicherer fühlen und bewegen:
Suchen Sie nach Modellen, die •••

••• in Taillenhöhe einen eingearbeiteten Gürtel haben,

••• durch aufeinandertreffende Farbflächen eine Taillenlinie vortäuschen,

••• einen Reißverschluß in der vorderen Mitte haben, der in Taillenhöhe endet,

••• mit einer diagonalen Drapierung den Blick auf die Körpermitte lenken,

••• kontrastfarbene, keilförmige Seitenteile haben, die mit ihrer Form die Körpermitte optisch schmaler erscheinen lassen.

TIP:

(Für alle Figurtypen)

Wenn Sie abfallende Schultern haben ...

... greifen Sie zu

- **Schulterpolstern,**
- **Jacken mit Epauletten,**
- **Blusen mit Schulterriegeln,**
- **angekräuselten Ärmeln,**
- **breit angelegten Dekolletéformen wie U-Boot-Ausschnitten.**

Vermeiden Sie

- **Raglanärmel,**
- **trägerlose Tops und Kleider,**
- **tiefe V-Ausschnitte.**

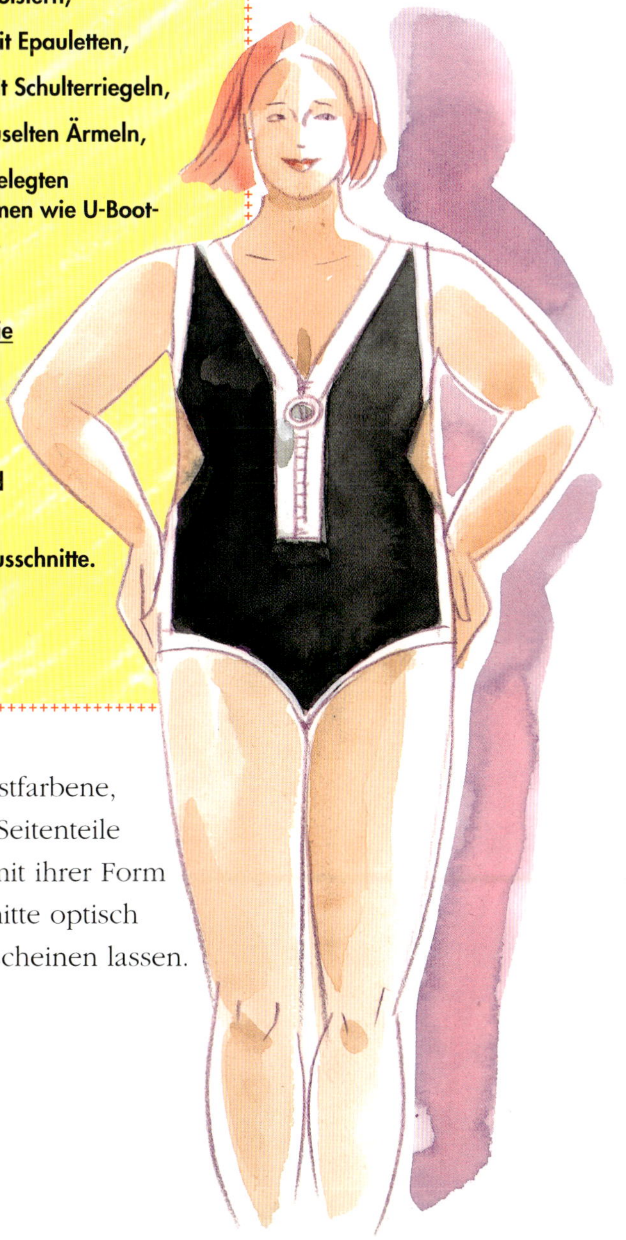

»So tun als ob« sei Ihr Leitmotiv für den Bademoden-Kauf: Schlagen Sie zu bei Modellen, die die Illusion einer Taille heraufbeschwören, indem sie mit Mustern oder Details die Mitte in den Blickpunkt rücken

Ein großer Busen, prächtige Hüften und eine Taille, die sich sehen lassen kann – das ist das Kapital der X-Figur. Für sie gilt: »Kurven zeigen!«

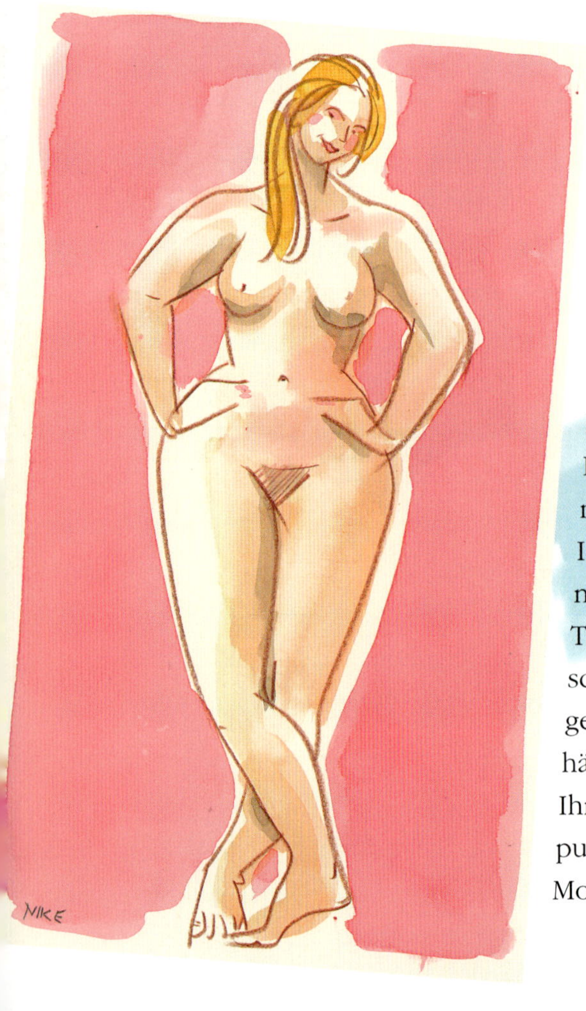

Der X-Typ

Sie können sich gratulieren – zu einem wunderbar weiblichen Busen, runden Hüften und einer ausgeprägten Taille! Ein paar Kilos mehr oder weniger können Ihnen und Ihren femininen Prachtproportionen nichts anhaben. Typisch für Ihr Format ist eine Differenz zwischen Taillen- und Hüftmaß von 25 Zentimetern aufwärts. Während Ihre Oberweite in etwa dem Hüftmaß entspricht. Oberstes Gebot bei dieser Figur, um das vorteilhafteste Ergebnis zu erzielen: Modellieren Sie Ihre Kurven! Folgen Sie mit Ihrer Kleidung Ihren Formen, betonen Sie Ihre tolle Taille. Nichts wäre schlimmer, als mit gerade herunterhängenden Oberteilen Ihren absoluten Pluspunkt zu verhängen. Modellieren können Sie einerseits mit Schnitten, andererseits mit Stoffen.

Was zu Ihnen paßt

Die für Sie idealen **Stoffe** sind weich und locker gewebt. Sie fließen und folgen wie von selbst Ihren weiblichen Konturen. Suchen Sie nach schön fallenden Wollcrêpes, Jerseys, Strickstoffen, Crêpe-de-Chines und schweren Viskosestoffen, nach Stoffen, die Sie umschmeicheln und in denen Sie sich unbeschreiblich weiblich fühlen! Auch ein weiches Veloursleder ist für Ihre Silhouette wie gemacht. Diese Materialien sind Ihre besten Partner für einen ausdrucksstarken Auftritt und sinnliches Wohlfühlen. Starre und bockige Materialien arbeiten gegen Ihre Formen und lassen Sie eher plump und stämmig aussehen.

Was für die Stoffe gilt, trifft auch auf die **Schnitte** zu: Der Gesamteindruck sollte rund und weich ein. So sind beispielsweise Raglanärmel für Sie günstiger als präzise eingesetzte; weichfallende Krägen und

TIP:

Günstig sind außerdem:

- Schmale Strickröcke, die aufgrund des Rippenstrickstoffes ausreichend Elastizität für die Hüftweite mitbringen.

- Röcke mit partiellem oder vollständigem Gummizug in der Taille, die aus einem schwer fallenden Material sein sollten, um im Hüftbereich nicht aufzutragen.

- Diagonale Wickelformen an Blusen und Kleidern, sie führen den Blick zu Ihrer schmalsten Stelle – und modellieren Ihr wunderbares Dekolleté.

- Taillierte Jacken und Blazer mit unkonstruierter, »italienischer« Verarbeitung.

- Kleider, die mit Details wie Taillenriegeln sowie mit Nahtverläufen im Taillenbereich das Augenmerk auf diese Stelle lenken.

- Hemdblusenkleider, die mit einem Gürtel oder einer Schärpe auf Figur gebracht werden.

Vermeiden sollten Sie:

- Hautenge Schnitte à la Wurstpelle.

- Breite Gürtel (mehr als drei Zentimeter) im Alltag, die Ihre kurvige Hüftpartie sehr deutlich machen – welcher Mann soll Ihrem geballten Sexappeal z. B. fünfmal die Woche am Arbeitsplatz widerstehen können?!

- Starre, steife Stoffe. Sie werden Ihren weichen Formen nicht gerecht und lassen Sie unnötig plump wirken.

Handschuhweiches Leder ist ein Figurschmeichler erster Güte für die kurvige X-Figur. Wenn Sie es offen über einem modellierenden Pulli-Rock-Ensemble oder einem figurnahen Jerseykleid tragen, darf so ein Lederhemd auch gerade geschnitten sein

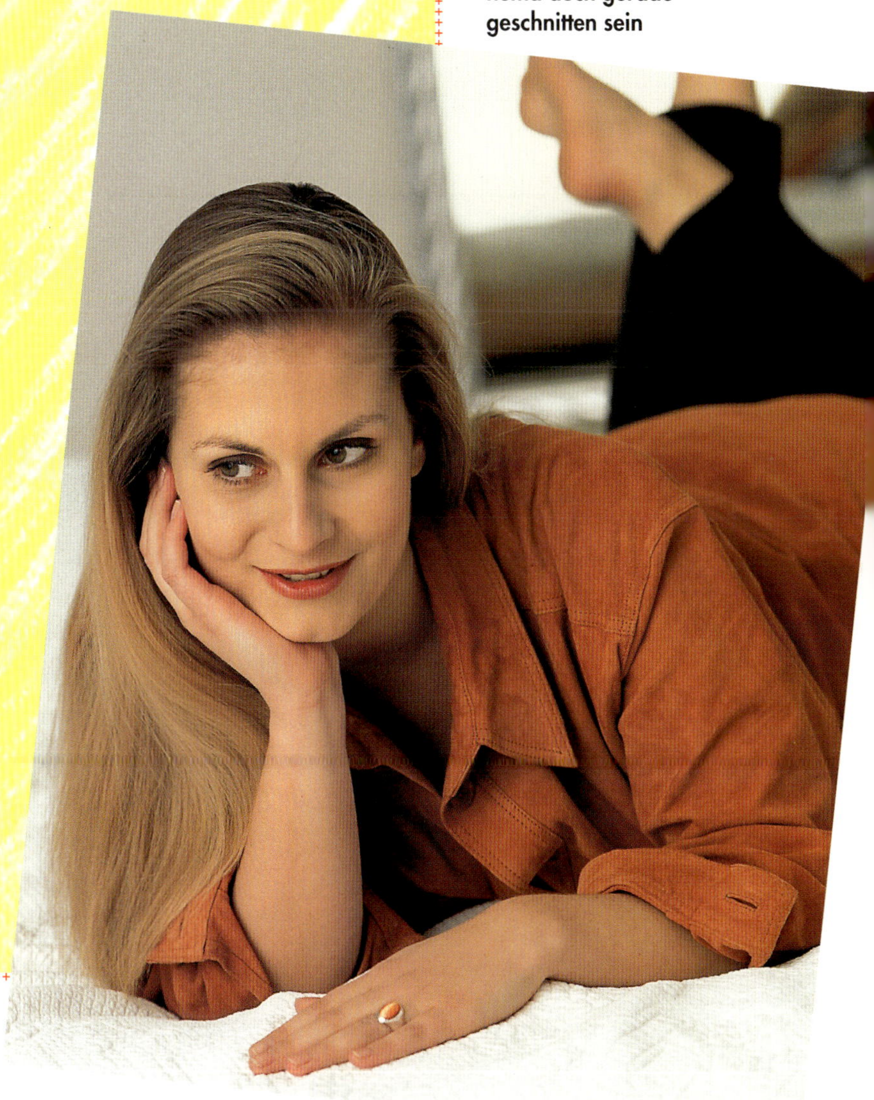

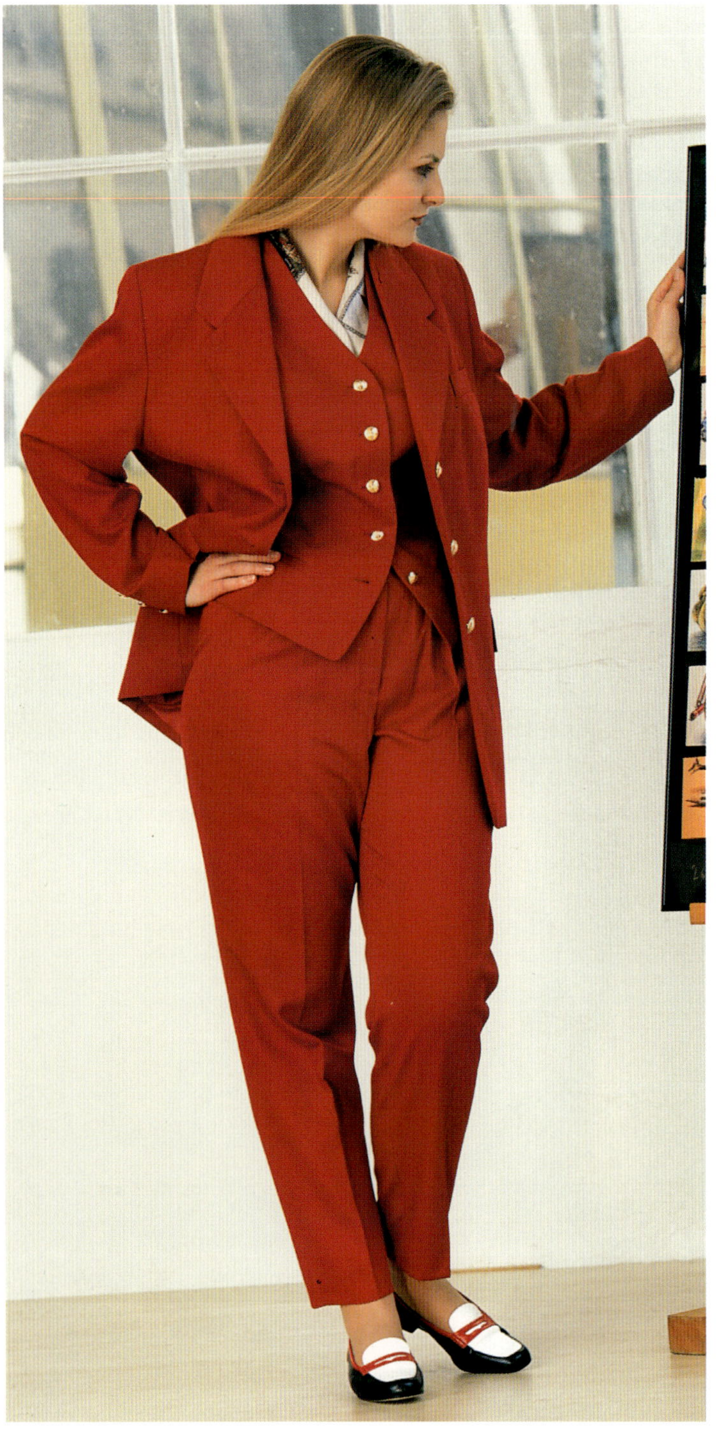

runde Revers sowie Schalkragen geeigneter als spitze Ausschnitt- und Reversformen. Womit Sie wahrscheinlich häufig Probleme haben, ist die erwähnte Differenz zwischen Taille und Hüfte: Paßt Ihnen ein Rock in den Hüften, ist er mit Sicherheit in der Taille zu weit und andersherum. Ideal für Sie sind daher Wickelröcke, die Sie mit Bindebändern Ihren Formen anpassen können und die schmal fallen.

Muster am günstigsten einsetzen

Da Ihre Figur von runden, weichen Formen bestimmt wird, sollten die Muster dieser Linie folgen. Das heißt, daß Paisley, Punkte und Blumen Ihre Musterfavoriten sein sollten. Strenge Dessins wie ausgeprägte Streifen, Karos und geometrische Muster werden Ihren Konturen nicht gerecht.

Nein zu strengen Anzügen – ja zu einem Dreiteiler, der mit seiner feurigen Farbe und seinem figurbetonten Schnitt die X-Silhouette in ihrer ganzen Weiblichkeit unterstreicht

Die Größe der Muster richtet sich nach Ihrer Körpergröße. Denken Sie beim Einsatz von gemusterten Kleidungsstücken und Accessoires daran, daß sie den Blick auf diese Partie Ihres Körpers lenken. Bei einem ausgewogenen X-Typ fällt die Entscheidung schwer, was Sie mit Gemustertem ins Rampenlicht stellen wollen. Wenn Sie keinen extrem kurzen Hals haben, ist ein gemustertes Tuch eine Möglichkeit, mit der Sie – locker im Schulterbereich geschlungen – Ihr Gesicht betonen können.

Die vorteilhaftesten Accessoires

Sicher haben Sie es längst erraten: Der **Gürtel** ist der Star in Ihrer Requisite. Setzen Sie ihn – wie gesagt, nicht zu breit – ein, so oft Sie eine Möglichkeit dafür sehen. Weich und rund, wie alles an Ihnen, ist auch er am schönsten aus Materialien und in Formen, die sich manipulieren lassen, die Sie schlingen oder drapieren können – Seidentücher, Kordeln, Lederschärpen.

Ein weiches, rundes Element sollten auch Ihre **Taschen** aufweisen. Alles betont Feminine, was sich sowohl im Material als auch im Design äußern kann, ist wie gemacht für Sie. Das heißt übrigens nicht zwangsläufig, daß Ihre Accessoires verspielt ausfallen müssen.

Was **Schmuckstücke** angeht, so richtet sich die Länge Ihrer Colliers danach, ob Sie Ihre Oberweite als zu groß empfinden, um mit einer Kette, die in Brusthöhe endet, auch noch

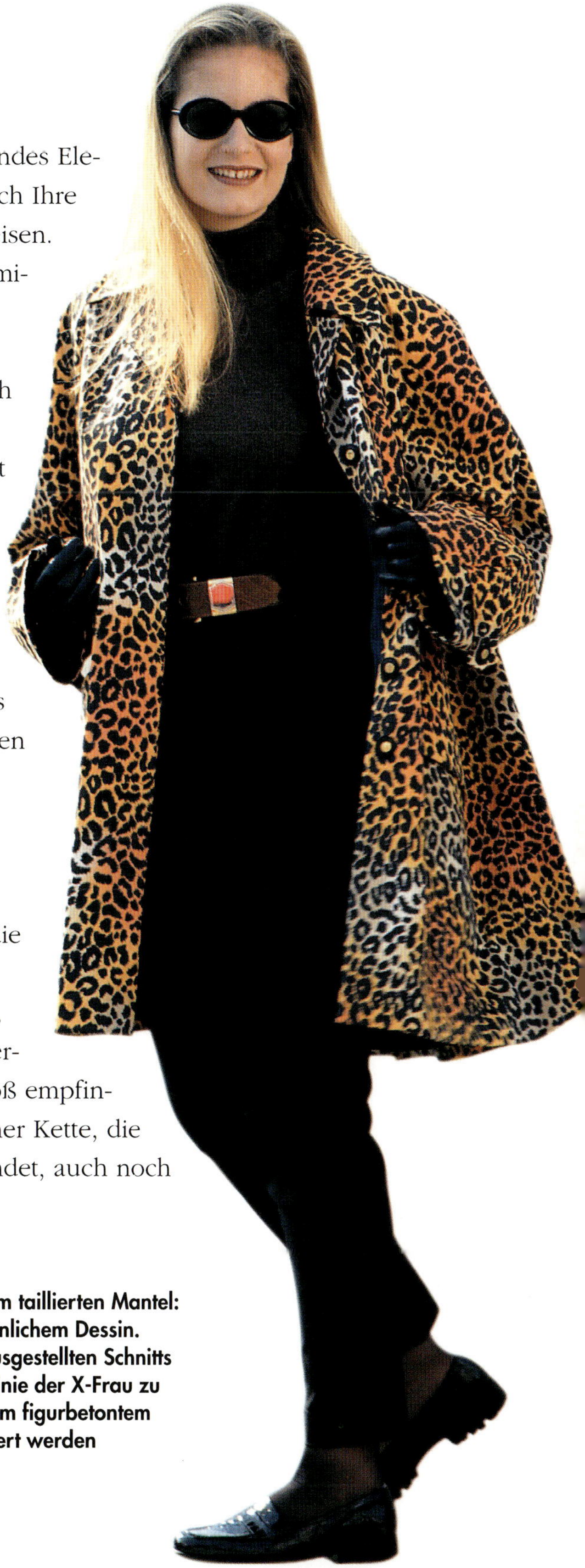

Eine Alternative zum taillierten Mantel: ein Swinger mit sinnlichem Dessin. Aufgrund seines ausgestellten Schnitts sollte er – um die Linie der X-Frau zu erhalten – von einem figurbetontem Darunter komplettiert werden

Ein weicher Wickelrock und ein Bustier, das Ihre Oberweite nicht versteckt – ein ideales Duo für Ihren Figurtyp. Ein lässiges Hemd entschärft das Ganze, wenn Sie manches eben nur ahnen lassen wollen

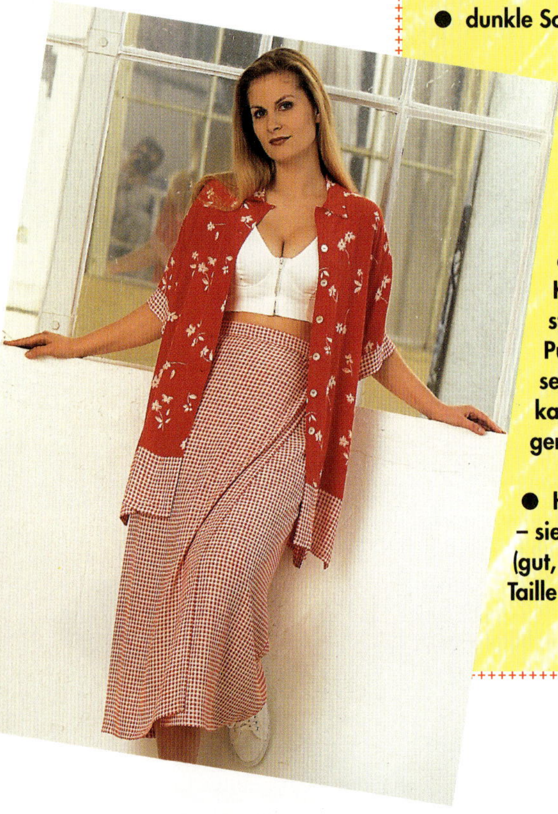

TIP:

(Für alle Figurtypen)

Wenn Sie 1,76 Meter oder größer sind

Folgende Tips können Ihre Größe optisch brechen:

- ein kontrastfarbener Gürtel in der Taille (besonders günstig für den X-Typ)
- Ober- und Unterteil in Kontrastfarben (der V-Typ trägt das Oberteil in der dunkleren Farbe, der A-Typ das Unterteil)
- der Wechsel von weit und schmal in einem Outfit, wenn Sie Ober- und Unterteil in derselben Farbe tragen möchten
- dunkle Schuhe zur ansonsten hellen Kleidung (Nur zu empfehlen, wenn Sie mit Ihren Beinen zufrieden sind!)
- Strumpfhosen, die im farblichen Kontrast zum Rock stehen (Beispiel: Pumps und Strumpfhosen in dunklem Mokkabraun zum knielangen Kostüm in Beige)
- Hosen mit Aufschlag – sie verkürzen das Bein (gut, wenn Sie eine kurze Taille haben)

Darauf sollten Sie achten:

- Ihre Accessoires sollten im Maßstab zu Ihrer stattlichen Größe passen. Fallen Schmuckstücke, Brillen und Taschen zu filigran aus, sieht das nicht nur lächerlich aus, sondern Sie wirken darüber hinaus noch größer.
- »Brust raus und die Schultern zurück« sollte besonders für Sie zum Wahlspruch werden. Viele große Rubensfrauen neigen nämlich dazu, sich von der eigenen imposanten Erscheinung einschüchtern zu lassen. Wie aber wirken Sie mit hängenden Schultern und eingezogenem Kopf? Bestimmt nicht kleiner, sondern nur nicht so strahlend, wie Sie könnten.
- Wenn jemand große Muster tragen kann, dann Sie. Aber werden Sie bitte nicht zur Litfaßsäule. Sie erzielen bereits einen tollen Effekt mit nur einem gemusterten Teil (bei A-Typen sollte es das Oberteil sein, bei V-Typen das Unterteil).
- Wer besonders groß ist, lebt in den meisten Fällen auch auf großem Fuß. – Und hat somit häufig Probleme, passende Schuhe zu bekommen. Da können beispielsweise Geschäfte oder Versandfirmen für Schuhe in Übergrößen abhelfen (Adresse siehe Anhang).

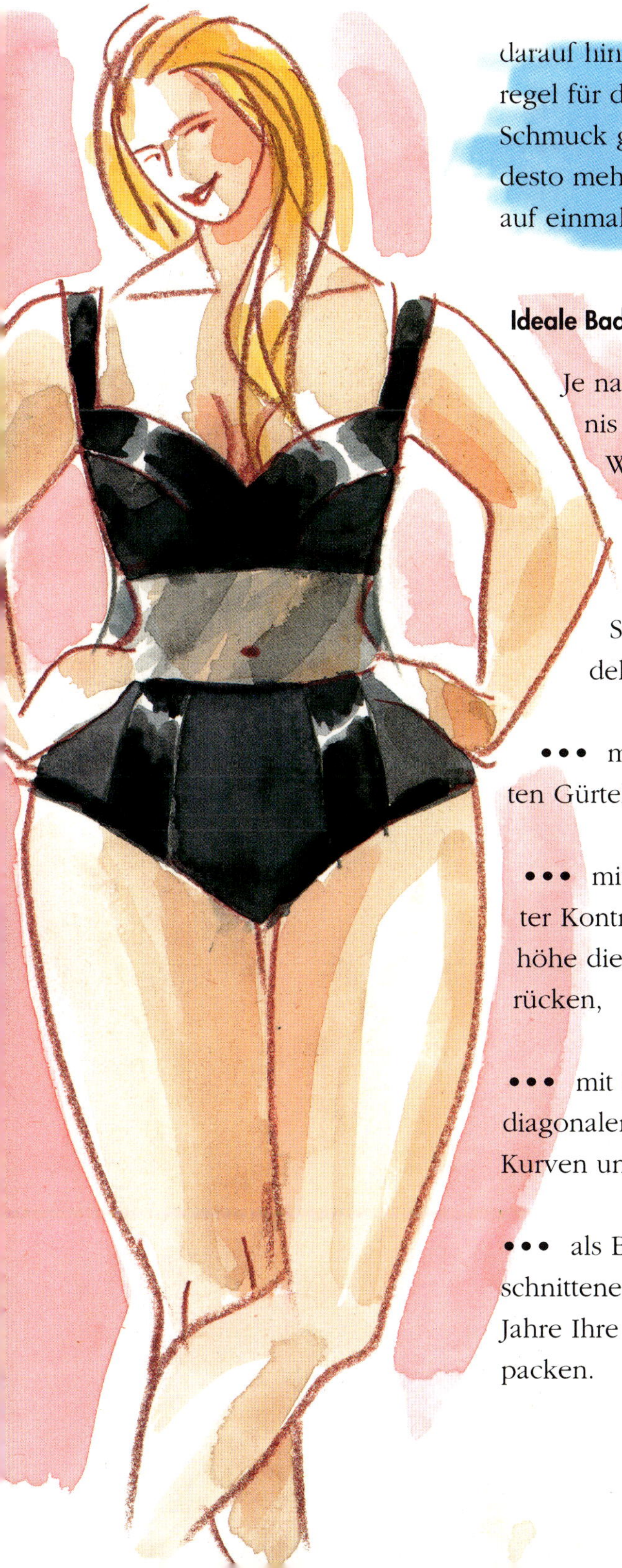

darauf hinzuweisen. Als Faustregel für das Tragen von Schmuck gilt: Je größer Sie sind, desto mehr Stücke dürfen Sie auf einmal tragen.

Ideale Bademode

Je nach Gusto stehen Bikinis oder Einteiler zur Wahl. Oberstes Gebot ist auch hier die Betonung Ihrer Pluspunkte.

Suchen Sie nach Modellen, die •••

••• mit einem eingearbeiteten Gürtel Ihre Taille betonen,

••• mit horizontal eingesetzter Kontrastfarbe in Taillenhöhe diese Partie ins Blickfeld rücken,

••• mit Drapierungen und diagonalen Wickelformen Kurven und Taille modellieren,

••• als Bikini mit hochgeschnittenem Slip im Stil der 50er Jahre Ihre Kurven optimal verpacken.

Wenn Sie einen kurzen Hals haben, greifen Sie zu…

…offenen sowie runden, in Falten gelegten und überkreuz angelegten Ausschnitten – sofern Sie ein rundes Gesicht haben;
…V-, Boot- oder eckigen Ausschnitten – sofern Sie ein eckiges Gesicht haben.

Vermeiden sollten Sie…

…hohe Krägen wie Polo-, Mandarin-, Steh- oder Rollkrägen,
…Ketten und Tücher, die zu nah am Hals liegen,
…Krawatten, Schulterpolster.

Ob Anzug oder Zweiteiler – Ihr favorisiertes Bade-Outfit sollte Ihren herrlich kurvigen Gesamteindruck unterstreichen und dabei die Taille besonders hervorheben

Ein wunderbares Allround-Outfit ist beispielsweise ein Dreiteiler wie dieser aus einem fließenden Material. Ideal: die Jacke lang und gerade, der Rock kurz und eingestellt

Prägnant die Pfunde in Taillenhöhe und die runde Gesamterscheinung – das sind die Merkmale des O-Typs. Ihr Kleider-Credo: »Alles blickt auf Dekolleté und Beine!«

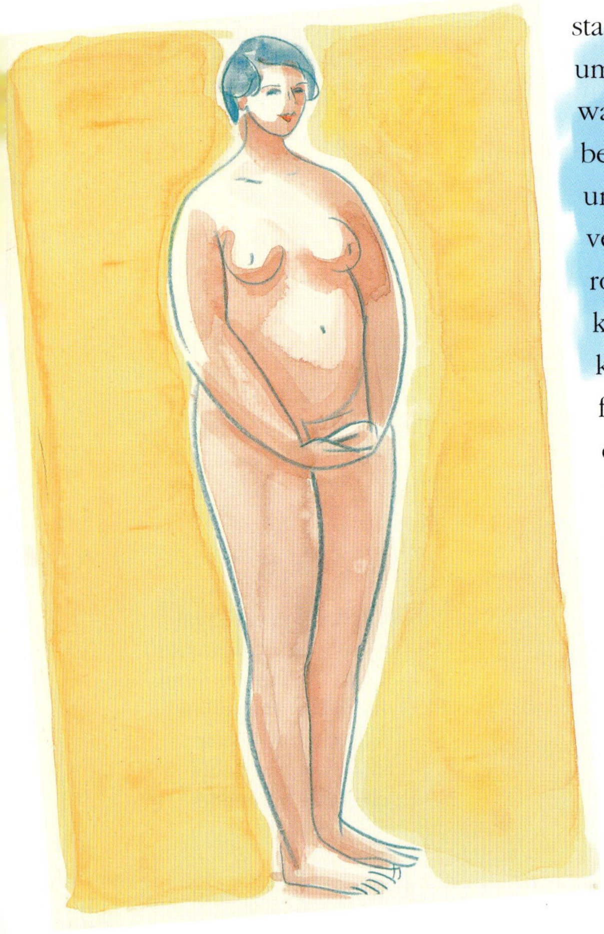

Der O-Typ

Ein runder Körper mit Schwerpunkt Körpermitte, Busen und Bauch, die optisch schwer voneinander zu trennen sind und um die größere Zahl auf dem Maßband wetteifern. Und zum Glück mit ziemlicher Wahrscheinlichkeit tolle Beine, da Ihr Figurtyp die Pfunde in der oberen Hälfte hält. Das ist das Kapital, mit dem Sie in die Erlebniswelt Mode starten. Gleich zwei umwerfende Partien warten darauf, betont zu werden und endlich ihre verdienten Hauptrollen spielen zu können: ein Dekolleté, das einfach gezeigt werden muß, und Beine, um die Sie mit Sicherheit so manche Frau beneidet!

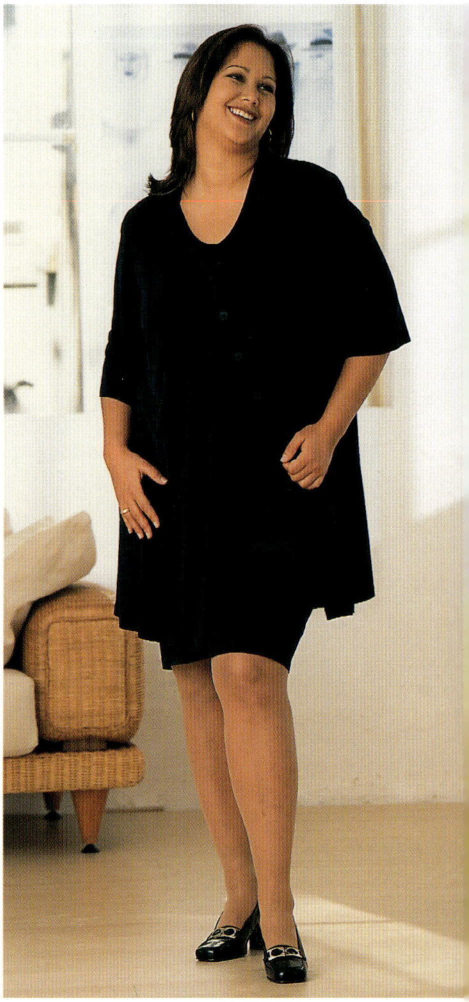

Muster am günstigsten einsetzen

Lassen Sie Ihre Körpergröße die Größe der Muster bestimmen, die Sie tragen. Je größer Sie sind, desto mehr können Sie sich an Dessin leisten. Wenn Sie in Gemustertes vernarrt sind, können Sie es beispielsweise zum Gesicht hin als Tuch, als

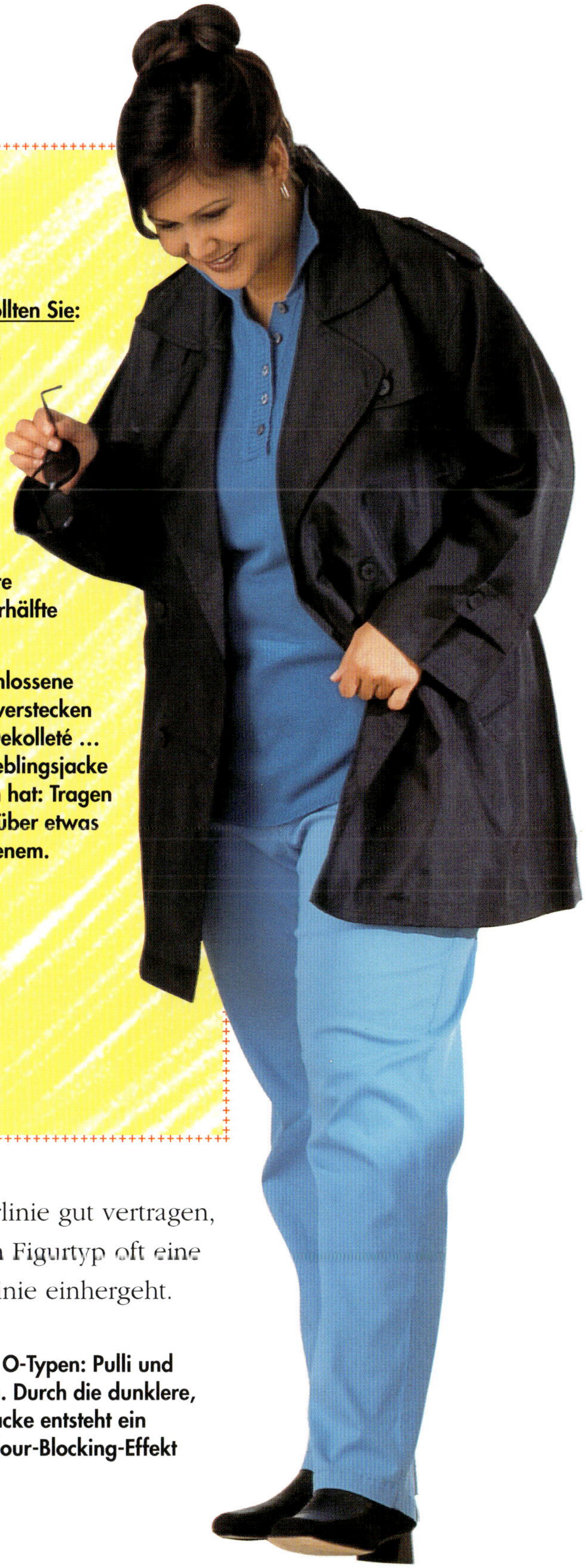

TIP:

(Für den O-Typ)

Günstig sind:

- Die Kombination aus langer, gerader Jacke zum knapp kniekurzen Rock, der von Ihren tollen Beinen noch genug sehen läßt!
- Streckende V-Ausschnitte – möglichst bis zum Brustansatz.
- Kurze, schmale Röcke, zum Saum hin eingestellt, lassen Ihre Silhouette eleganter erscheinen.
- Lange, schmale Röcke. Wenn Sie Ihre Beine schon verstecken, sollte ein hoher Schlitz einen Hauch davon ahnen lassen und den Schuß Erotik ins Spiel bringen, den so nur eine starke Frau von Natur aus hat!
- Hosen, die zum Saum hin schmaler werden. Weil sie optisch strecken.
- Einfache Hosen, die gerade und schmal fallen.
- Vertikales Colour-Blocking.

Vermeiden sollten Sie:

- Alles, was tailliert ist.
- Auffällige Details in Taillenhöhe.
- Weite Röcke, die Ihre schmalere untere Körperhälfte verbergen.
- Hochgeschlossene Jacken – sie verstecken Ihr schönes Dekolleté … Wenn Ihre Lieblingsjacke einen Kragen hat: Tragen Sie sie offen über etwas Ausgeschnittenem.

Kragen an einer Bluse oder Revers an einer Jacke tragen. So zieht das Muster den Blick in erster Linie auf Ihr Gesicht und Ihre Schulterpartie, die Sie dann aber mit kleinen Polstern leicht ausbauen sollten. Das müßte Ihre Schulterlinie gut vertragen, da mit Ihrem Figurtyp oft eine abfallende Linie einhergeht.

Ideal für kleine O-Typen: Pulli und Hose Ton in Ton. Durch die dunklere, gerade Nylonjacke entsteht ein streckender Colour-Blocking-Effekt

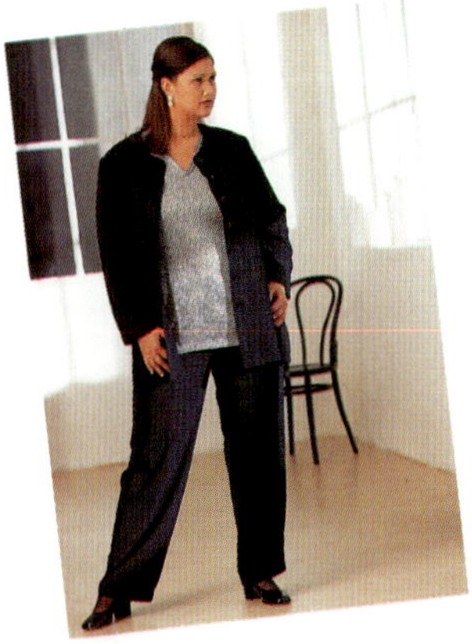

Konsequent in Silhouette und Muster: gerade geschnittene Jacke, schmale Hose – das ganze in figurgünstiger Streifen-Optik. So kann ein optimaler Hosenanzug für die O-Frau aussehen

TIP:

(Für alle Figurtypen)

Wenn Sie 1,60 Meter oder kleiner sind

Günstig sind:

- vertikale Linien wie durchgeknöpfte Partien (einreihig streckt!)
- spitze, lange Ausschnitt- und Reversformen
- Ober- und Unterteil in derselben Farbe oder mindestens Ton in Ton
- lange, schmale Ärmelformen
- dekolletierte Schuhe in einer Sandfarbe (sie kommen der Hautfarbe des Beins am nächsten und verlängern es zusammen mit dem Dekolleté bis auf den Fuß)
- Accessoires – Schmuck, Taschen, Brillen, etc. –, die Ihrem Maßstab entsprechen. Wählen Sie sie weder zu klobig , so daß Ihre Erscheinung von ihnen »erschlagen« wird, noch sollten Sie sich in einer Vielzahl von feingliedrigen Ohrclipsen und unbedeutenden Broschen verlieren. Solcher Schmuck drängt Sie in den Hintergrund und lenkt von Ihrer Person ab.

Vermeiden sollten Sie:

- Kontrastfarben für Oberteil und Hose, bzw. Rock, sie teilen in zwei Hälften und verkürzen optisch.
- Auffällige Schnittdetails wie aufgesetzte Taschen, horizontale Abtrennungen wie Passen und Empirenähte. Diese Elemente zerlegen einen klaren Schnitt in zu viele kleine Partien, so daß Ihre Figur kleiner wirkt.
- Kontrastfarbene Gürtel – sie zerteilen Sie in zwei Hälften und machen klein.
- Starre und voluminöse Stoffe – sie lassen Sie stämmiger wirken.
- Dunkle Schuhe zur ansonsten hellen Kleidung – sie drücken optisch und verkürzen (auch andersrum nicht günstig).
- Lange Jacken zu langen Röcken (halb/halb). Dieses Ensemble staucht.
- Silhouetten-Wechsel in einem Ensemble
- Aufschläge an Hosen
- auffällige horizontale Bordüren am Rocksaum
- große Muster von Kopf bis Fuß

So finden Sie die richtige Rocklänge

In Zentimetern läßt sich die richtige Länge nicht angeben, da jede Frau gemäß ihren Proportionen ihre eigene ideale Länge hat. Erfahrungsgemäß sind allerdings die natürlichen Einbuchtungen sowohl ober- als auch unterhalb des Knies für die meisten Frauen eine günstige Länge. Am besten ist folgende Methode: Probieren Sie den Rock mit dem Oberteil und den Schuhen, die Sie voraussichtlich dazu tragen werden, vor dem Spiegel an und finden Sie durch unterschiedliches Abstecken das ideal proportionierte Zusammenspiel von Ober- und Unterteil. Sie werden schnell einen Blick dafür bekommen, wann Sie in einer Kombination gestaucht und wann wohl proportioniert wirken.

Größe unwichtig

Denken Sie beim Einkaufen immer daran: Zahlen sind Schall und Rauch. Hängen Sie Ihr Herz nicht an eine bestimmte Konfektionsgröße! Wenn die Jacke oder Hose in der kleineren Größe einfach zu klein *ist* und nicht nur so aussieht, dann greifen Sie auf jeden Fall zur nächstgrößeren. Lockerer Sitz in einer größeren Größe macht schlanker als eine Wurstpelle in einer kleineren!

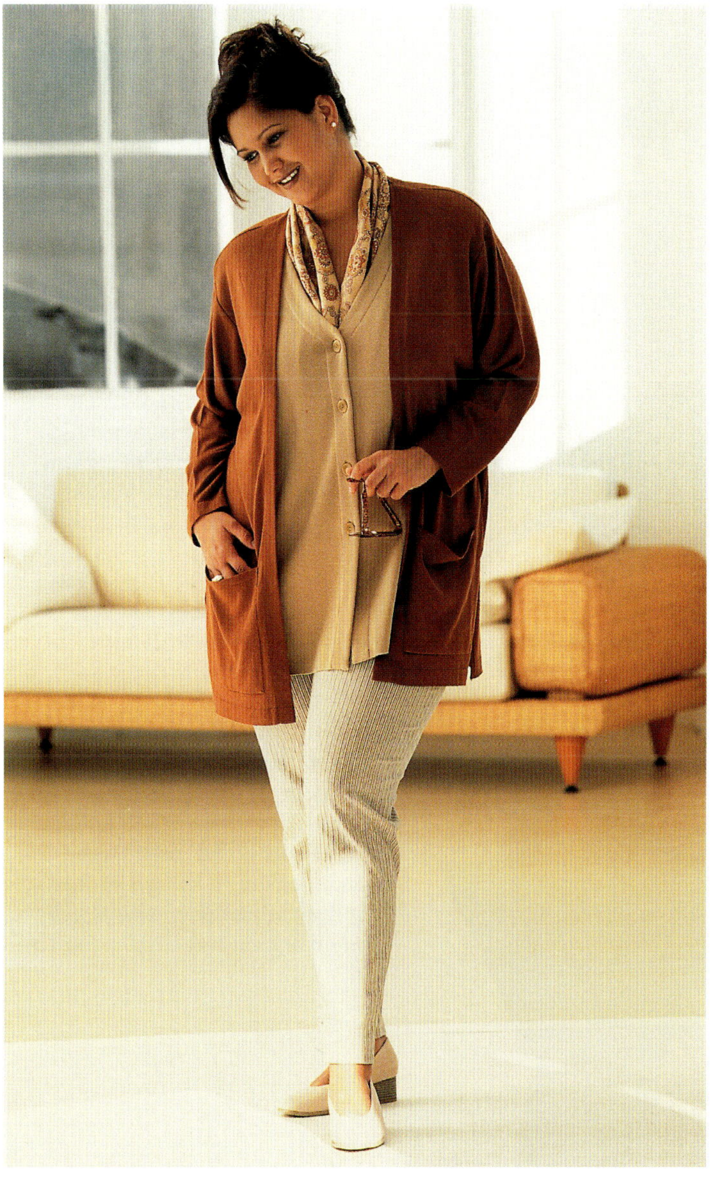

Vertikales Colour-Blocking auf die lässig-elegante Art. Den Akzent setzt ein Schal im streckenden V-Ausschnitt – als charmanter Rahmen für Ihr Gesicht

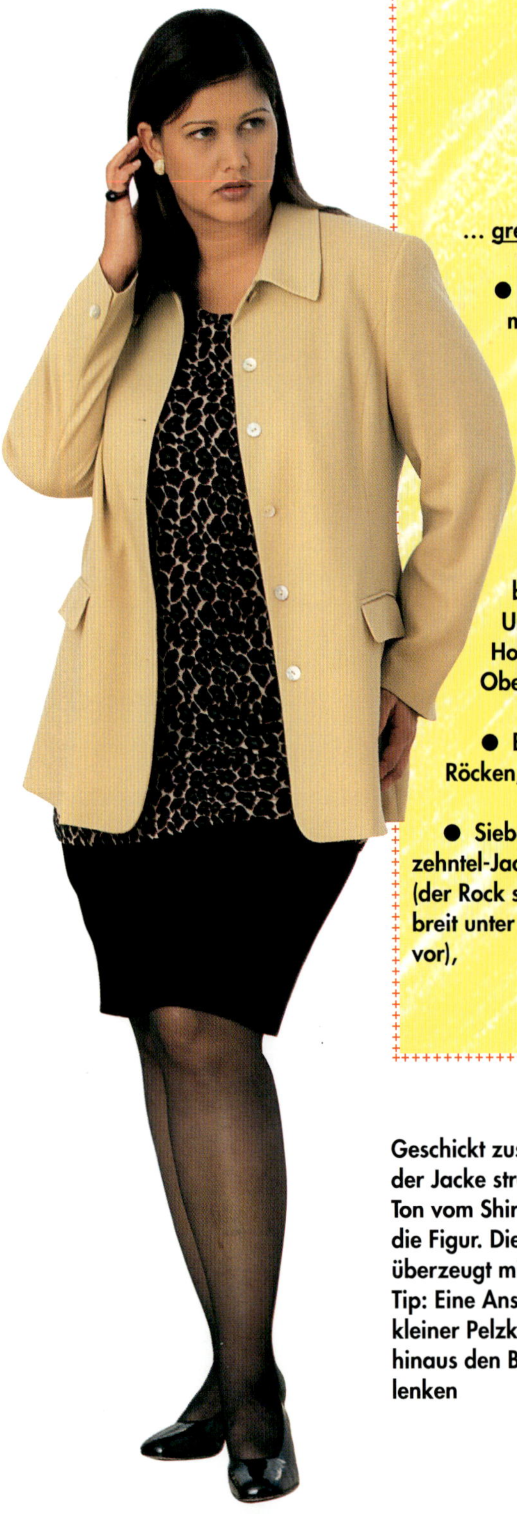

TIP:

(Für alle Figurtypen)

Wenn Sie eine lange Taille haben ...

... greifen Sie zu

- allem, was die Aufmerksamkeit auf Ihren Oberkörper lenkt (auffällige Knöpfe an Jacken, kleingemusterte Oberteile, um von den relativ kurzen Beinen abzulenken),
- Gürteln in der Farbe, bzw. in dem Ton des Unterteils (Rock oder Hose), das verkürzt den Oberkörper,
- Bolero-Jacken zu langen Röcken,
- Siebenachtel- oder Neunzehntel-Jacken zu kurzen Röcken (der Rock schaut dann eine Handbreit unter dem Jackensaum hervor),
- Kleidern mit Empire-Naht (hochgelegter »Taille«),
- Röcken und Hosen mit hochgeschnittenem Bund,
- Strumpfhosen in der Farbe des Rockes – das verlängert die Beine,
- schlichten Schuhe mit einem drei bis fünf Zentimeter hohen Absatz.

Vermeiden sollten Sie

- Kleider mit tief angesetzter Taille,
- helle oder gemusterte Strumpfhosen, die die Aufmerksamkeit auf Ihre verhältnismäßig kurzen Beine lenken,
- flache Schuhe,
- kontrastfarbene, helle und gemusterte Strumpfhosen.

Geschickt zusammengestellt: Unter der Jacke streckt der einheitliche Ton vom Shirt bis zu den Schuhen die Figur. Die kontrastfarbene Jacke überzeugt mit Colour-Blocking. Tip: Eine Ansteckblume oder ein kleiner Pelzkragen könnten darüber hinaus den Blick auf das Dekolleté lenken

Die vorteilhaftesten Accessoires

Wenn Sie für Ihr Leben gern **Schmuck** tragen, lenken Sie diese Leidenschaft am besten in Richtung Kette. Tragen Sie vorzugsweise lange Ketten, auch ruhig mehrere auf einmal, die einen streckenden Effekt haben. Auf Broschen sollten Sie verzichten – Ihre obere Körperhälfte kann sich auch ohne dieses Dekor sehr gut in Szene setzen.

Machen Sie sich eher den schmückenden Effekt von Tüchern zunutze. Das heißt, greifen Sie besser zu **Schals**, die Sie schlicht und lang herunterhängend tragen sollten, damit sie einen ähnlich streckenden Effekt wie lange Ketten haben.

Ideale Bademode

Sie sollten auf jeden Fall auf die Suche nach einem Einteiler gehen und Bikinis vollkommen links liegenlassen. Suchen Sie nach Modellen, die •••

••• durch gegeneinander gesetzte, vollkommen unterschiedliche Muster in der senkrechten Mitte für eine optische Halbierung sorgen und so verschmälern,

••• in Bauchhöhe mit doppelter Stofflage oder einem sogenannten Power-Net verstärkten Halt bieten,

••• mit dunklen Seitenpartien optisch schmaler machen.

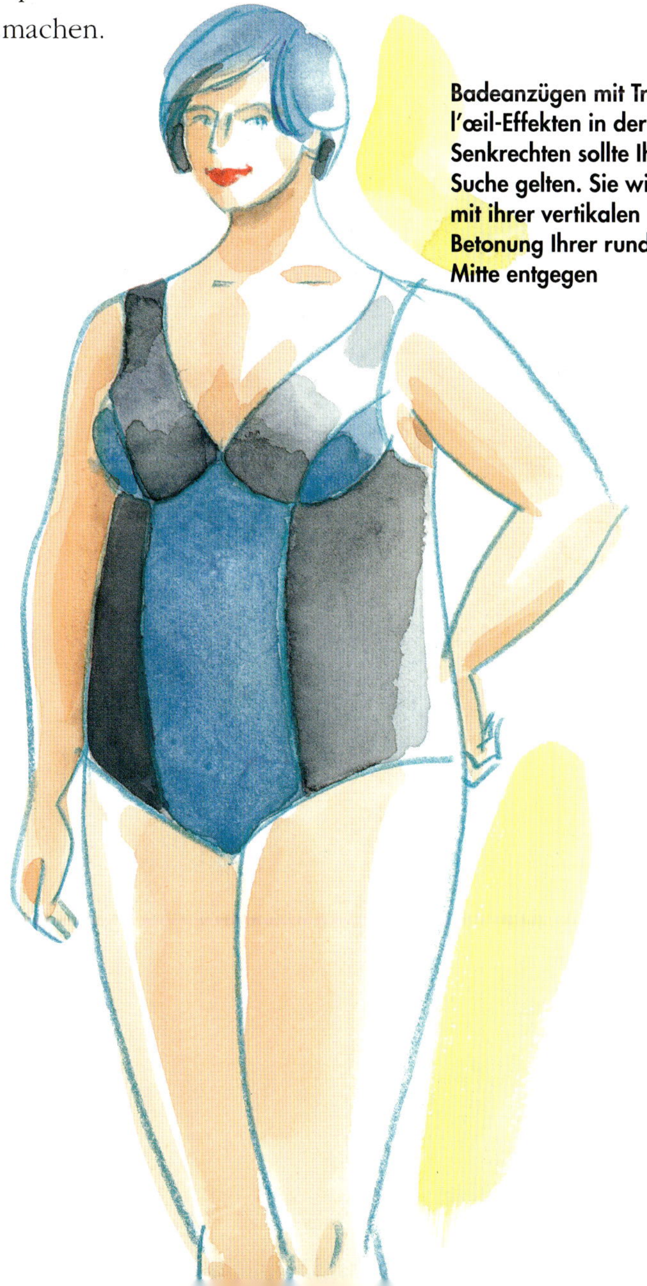

Badeanzügen mit Trompe l'œil-Effekten in der Senkrechten sollte Ihre Suche gelten. Sie wirken mit ihrer vertikalen Betonung Ihrer runden Mitte entgegen

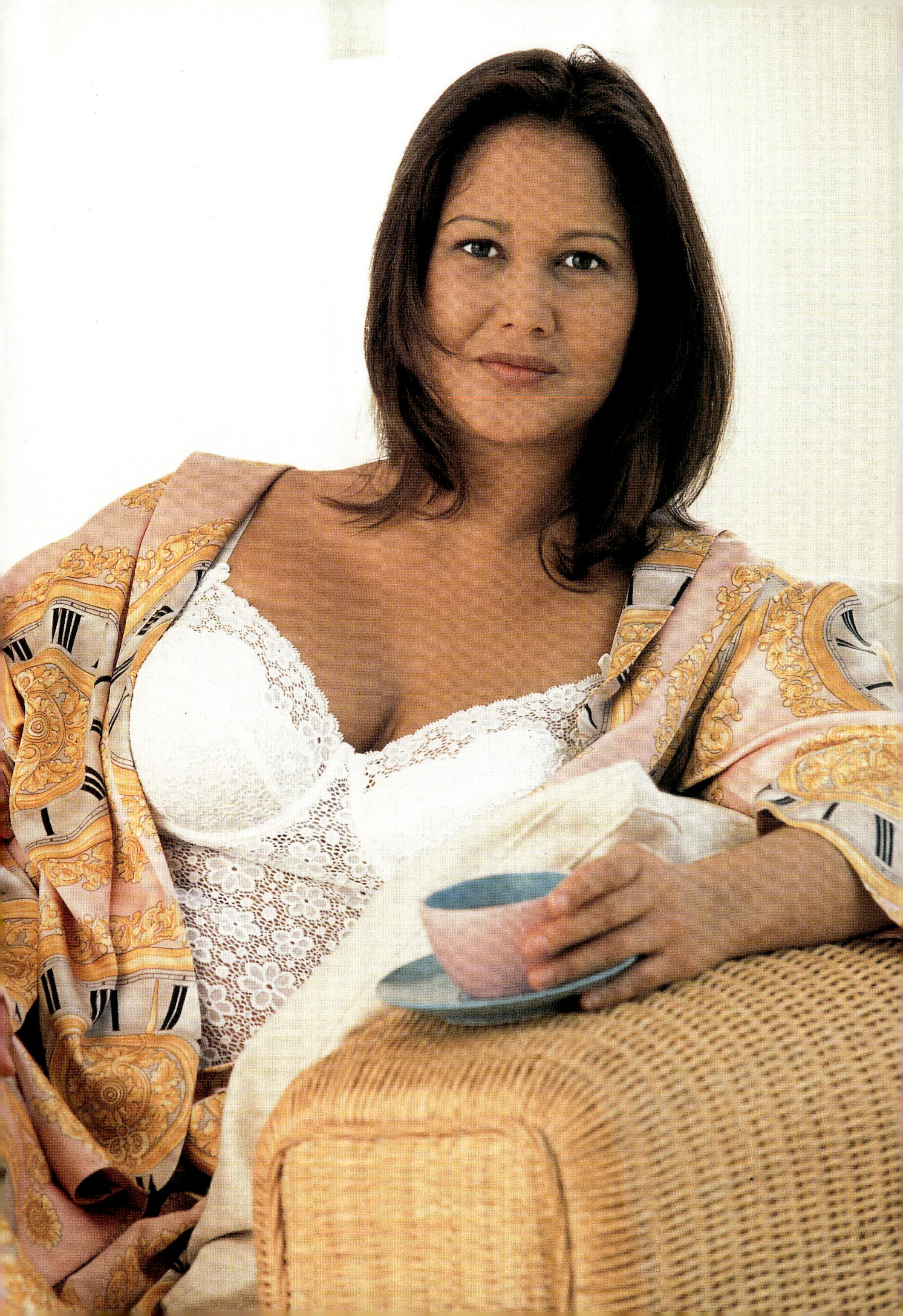

KAPITEL 4

DESSOUS & ACCESSOIRES

NEBENSACHEN IN DER HAUPTROLLE

Kleidung allein macht noch keinen guten Stil aus. Ohne das richtige Drumherum ist sie wie – ja, bleiben wir ruhig bei den schönen Dingen des Lebens – wie ein Stück Apfelkuchen ohne Schlagsahne!

Es sind die kleinen Dinge, die die Wirkung abrunden oder überhaupt erst hervorrufen. So wird das schönste und teuerste Kleid Ihrer Venus-Figur nicht gerecht, wenn das richtige Darunter, sprich: die richtige Wäsche, fehlt. Und den wunderbaren neuen Hosenanzug können Sie ohne die passenden Schuhe gleich im Schrank hängenlassen.

Sie werden staunen, was diese Kleindarsteller der Mode alles fertigbringen. Lernen Sie die unentbehrlichen Taschenspieler-Tricks, die Ihr tägliches Mode-Erleben bunt und schillernd gestalten!

Passende Wäsche und modisches Beiwerk – die wahren Zauberer, die aus Kleidung Mode, aus einem Kleid ein typgerechtes Outfit machen

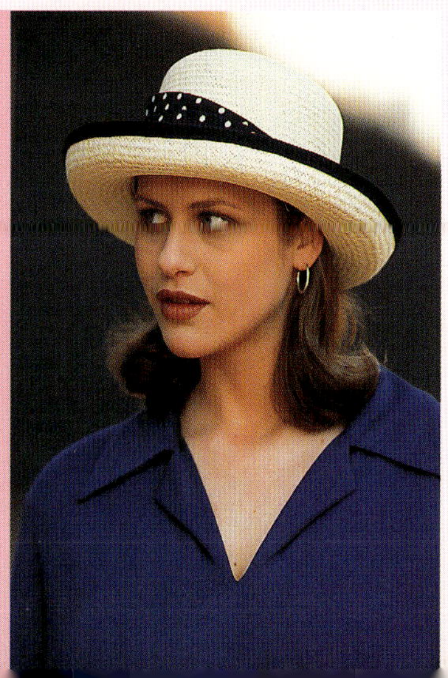

Gründe, neue Wäsche zu kaufen, gibt es viele. Bei einer Umfrage rangierten folgende Argumente auf den ersten Plätzen:
…wenn eine neue Beziehung anfängt
…vor dem Urlaub
…nach Weihnachten
…wenn Ausverkauf ist
…wenn keine saubere Wäsche mehr im Schrank ist …

Sichten Sie Ihre Bestände

Ein gut sitzender BH ist wie ein treuer Freund: rar wie Gold und folglich wert, an ihm festzuhalten. Viele Frauen scheinen das zu denken. Schauen Sie nur mal zum Spaß bei Ihrer besten Freundin in die überquellende Wäsche-Schublade! Leider vergißt so manche Frau – während sie sich noch reich an Dessous wähnt –, daß an den ehemaligen Lieblingsstücken der Zahn der Zeit und des Waschmittels nicht spurlos vorübergeht. Ausgeleierte Träger und ermüdetes Material machen jedoch leider aus den Unentbehrlichen von gestern die Feinde von heute: Zu klein geworden, ohne Form und Halt rücken sie Ihre Oberweite nicht länger ins beste Licht, sondern zeigen erbarmungslos ihre Schwäche. Was Sie dagegen tun können? Probieren Sie jeden einzelnen an und sortieren Sie rücksichtslos und kritisch aus. Kneifendes und Ausgeleiertes gehört in den Abfall, Neues muß her. Und zwar gezielt.

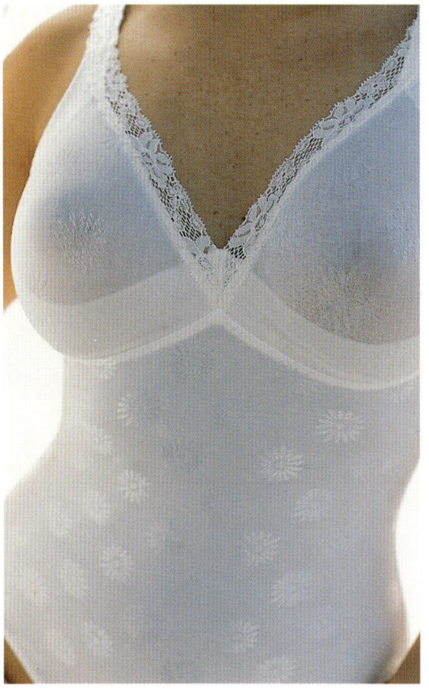

Halt ohne Druck – eine neue Generation Bodys und BHs hebt und formt den Busen, ohne ihn mit Bügeln einzuengen. Vorgeformte Cups und eine ringartige Rundumverstärkung unterhalb und seitlich der Brust sind das Geheimnis

Welche Wäsche brauchen Sie wirklich für Ihre Oberbekleidung?

Lassen Sie Ihre (neue) Oberbekleidung Revue passieren: Liegen da Pullis im Schrank, die mit ihrem figurnahen Schnitt geradezu nach einem glatten BH ohne Schnörkel schreien, der sich mit nichts, aber auch gar nichts unter ihnen abzeichnet? Hängt da ein Cocktailkleid mit einem tiefen Rückendekolleté? Wie wollen Sie das jemals anziehen, wenn Sie nicht einen BH mit einer speziellen Trägerlösung in Ihrem Sortiment haben? Die Hälfte Ihrer Garderobe besteht aus Ihren Lieblingsfarben Schwarz, Marine und Dunkelgrün? Warum befindet sich dann in Ihrem Dessous-Schatz nur Blütenweißes? Und die transparente Bluse? Was wollen Sie darunter tragen? Fehlt nicht auch ein Body, um Ihnen die bestmögliche Figur in dem neuen Schmalen zu sichern? Machen Sie eine Liste oder – besser noch: Nehmen Sie schwierige Kandidaten mit ins Wäschefachgeschäft, um ihnen einen entsprechenden Maß-Unterbau zukommen zu lassen.

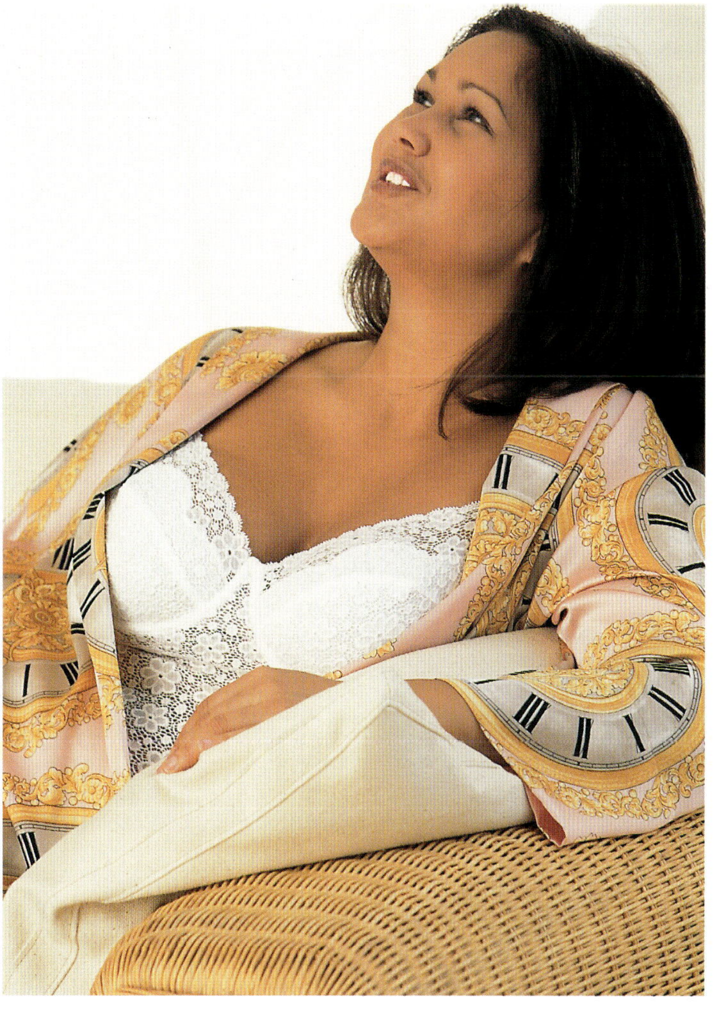

Shapewear zum Wohlfühlen: Bodys bieten dem Busen mit ihren neuen Materialentwicklungen heute ebensoviel Halt wie ein BH

Die Paßform

Bevor Sie das nächste Fachgeschäft mit den besten Vorsätzen und Ihrer Liste stürmen, sollten Sie noch einmal Ihre Größe kontrollieren und messen. Eine Geburt, radikale Abmagerungskuren, wirkungsvolle Brustmuskulatur-Übungen im Fitnessstudio – Ihre Oberweite unterliegt mannigfaltigen Einflüssen und kann sich folglich seit dem letzten BH-Kauf merklich verändert haben. Also messen Sie besser noch einmal nach.

Bitte maßnehmen!

Ihre BH-Größe setzt sich aus zwei Elementen zusammen: der Unterbrustweite und dem Cup,

Miederhosen gibt es in verschiedenen Ausführungen: Je nach Material geben sie minimalen Halt, modellieren sanft – wie hier – als ideales Darunter für schmal geschnittene Hosen oder korrigieren erbarmungslos, daß einem schon mal die Luft wegbleiben kann

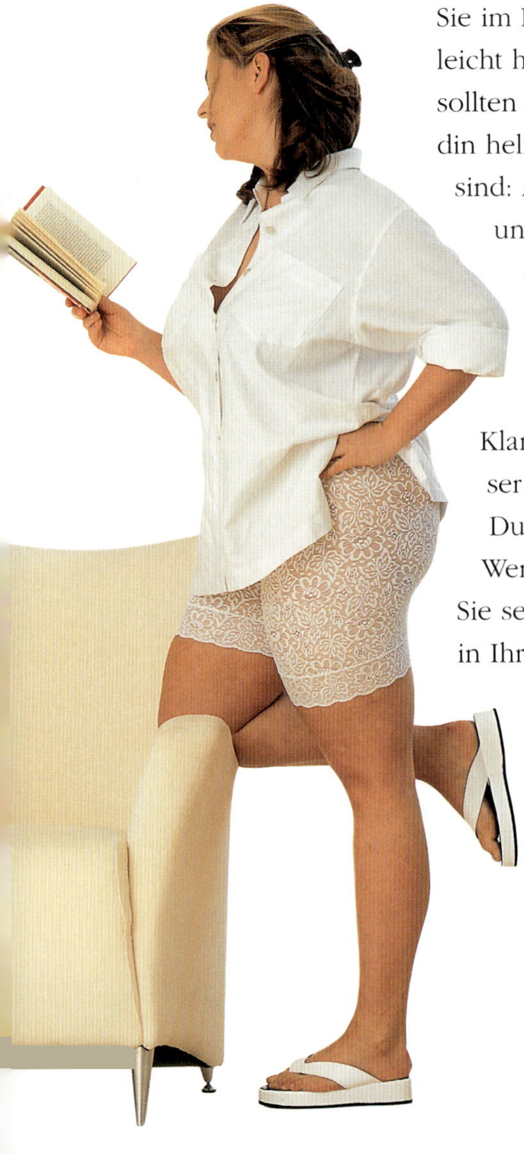

d.h. der Körbchengröße. Die **Unterbrustweite** wird in 5er-Schritten – wie der Name sagt – unter der Brust auf den Rippen gemessen und beginnt mit 65.

Dazu gesellt sich der **Cup**: Hierfür messen Sie Ihre Brust über der stärksten Stelle, wobei Sie im Rücken das Maßband leicht höher legen. Hierbei sollten Sie sich von einer Freundin helfen lassen. Cup-Größen sind: AA, A, B, C, D, DD, E, F und FF. Ab D beginnen die sogenannten Übergrößen – ein komisches Wort, aber Sie waren sich sicher schon darüber im Klaren, daß Sie auch in dieser Hinsicht über dem Durchschnitt liegen, oder? Wenn Sie F brauchen, finden Sie sehr wahrscheinlich selbst in Ihrem Fachgeschäft keinen großen Vorrat an verschiedenen Modellen, aber man wird Ihnen sicher gern das gewünschte Modell bestellen.

Lassen Sie die Verkäuferin die Meß-Prozedur ruhig wiederholen. Aber wahrscheinlich bringt sie Ihnen auch so gleich einige passende Modelle.

Neben Ihren Maßen und den Details, die Sie für bzw. unter Ihrer Oberkleidung benötigen, spielt Ihr Geschmack eine Rolle. Erklären Sie der Verkäuferin, ob Sie Modelle vorziehen, die Ihrem Busen eher eine runde oder spitzere Form verleihen, ob Sie Wäsche für einen eher nüchtern-praktischen Anlaß benötigen oder eher für einen, bei dem Sie gern etwas Sex-appeal zeigen. Je mehr Sie erklären, desto besser kann die Verkäuferin auf Ihre Bedürfnisse eingehen.

Wieviel Slip braucht der Po?

Er ist leichter zu finden als der Ideal-BH, deshalb aber nicht mit weniger Sorgfalt auszusuchen: der Slip. Die Auswahl ist hier unendlich und die Vielzahl der Bezeichnungen bisweilen verwirrend: von seidigen French-

TIP:

Wichtig ist, daß …

- **ein Slip den ganzen Po bedeckt, damit er sich beim Tragen nicht an den Beinausschnitten zusammenrollt und verrutscht,**
- **Nähte sowie Beinabschlüsse und Taillengummi so flach wie möglich gearbeitet sind, damit sich nichts abzeichnet, wenn Sie den Slip unter eng anliegender Oberbekleidung tragen möchten,**
- **der Slip in der Taille hochgeschnitten ist, damit er keine Hüftröllchen produziert, die sich unschön abzeichnen.**

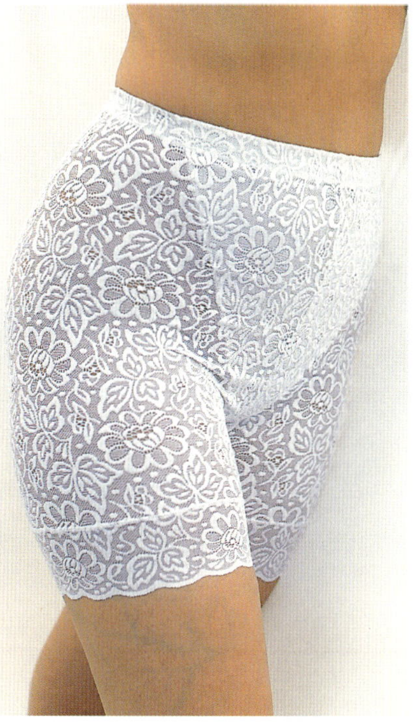

Zwei, die es gut mit Po, Bauch und Oberschenkeln meinen: Stretch-Spitze formt sanft in Zusammenarbeit mit einem verstärkten Einsatz im Vorderteil. Eine Miederhose von der Sorte »Seien Sie nett zu sich selbst!«

Knickers über den verführerischen Tanga bis zum einfachen Baumwollslip, vom sexy Rioslip über den vernünftigen Taillenslip bis hin zu unterstützenden Panties und korrigierenden Miederhosen mit und ohne Bein. Was exotisch-verführerisch klingt und auch so aussieht, sollten Sie nicht als ernstgemeinte Alltagsvariante in Erwägung ziehen. So etwas ist allenfalls mal ein Fest fürs Auge, ein Bonbon für besondere Gelegenheiten.

Für den täglichen Bedarf jedoch selten die Idealbesetzung. Lassen Sie also Tangas, Rios und French-Knickers in der Schublade, bis Sie Mußestunden haben und für sich oder den Mann Ihrer Wahl schön sein wollen.

Für die zwölf geschäftigen Stunden des Tages, in denen Sie treppauf, treppab laufen, zu Straßenbahn oder Bus hetzen, abwechselnd sitzen, stehen, laufen und folglich keine Zeit haben, ständig an Ihre Unterhose zu denken oder sie gar

Kaufen Sie nicht, …
… wenn der Body beim Probesitzen in der Kabine im Schritt kneift. Dann fehlt Rückenlänge.
… wenn beim BH das Rückenteil hochrutscht. Dieser BH ist zu klein.
… wenn die BH-Körbchen Falten werfen. Dieser BH ist zu groß.
… wenn Sie schon bei der Anprobe merken, daß die schmalen Träger dazu prädestiniert sind, sich bei längerem Tragen schmerzhaft in die Schultern zu graben

Wußten Sie schon, daß …
… die Träger Ihrer BHs und Bodys um so weniger Stretch haben sollten, je größer Ihr Busen ist?

zurechtziehen zu müssen, sollte Ihr Darunter Ihnen größtmögliche Sicherheit geben. Und die ist eben in erster Linie praktisch.

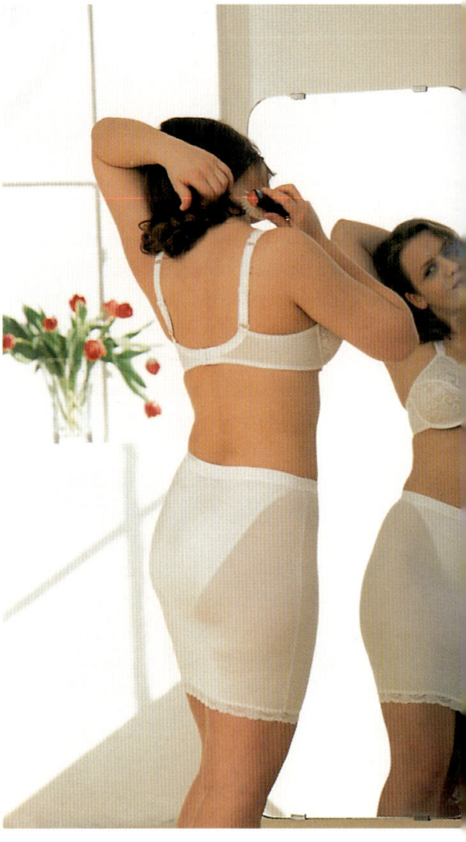

Mit einem Form-Halbrock schlagen Sie zwei Fliegen mit einer Klappe: Hüfte und Oberschenkel werden in ihrer Kontur sanft geglättet, und der eingearbeitete Slip verhindert, daß sich unter figurbetonter Kleidung etwas abzeichnet

Body oder BH & Slip?

»Den Halt, den Ihnen ein gut ausgearbeiteter BH bietet, können Sie mit einem Body nie erreichen.« Noch vor ein paar Jahren hätten Sie Ihrer Fachverkäuferin diesen Satz abnehmen müssen. Heute hat er keine Gültigkeit mehr. Bodys stehen Funktions-BHs in nichts mehr nach. Hoch

TIP:

BH & Einteiler
Cupgröße (Unterbrustmaß in cm)

Konfektionsgröße	BH und Einteiler	Unterbrustweite	Cup A	Cup B	Cup C	Cup D	Cup E	Cup F	Cup G	Cup H
44–46	90	88–92	102–104	104–106	106–108	108–110	110–112	112–114	114–116	116–118
46–48	95	93–97	107–109	109–111	111–113	113–115	115–117	117–119	119–121	121–123
48–50	100	98–102	112–114	114–116	116–118	118–120	120–122	122–124	124–126	126–128
50–52	105	103–107	117–119	119–121	121–123	123–125	125–127	127–129	129–131	131–133
52–54	110	108–112	–	124–126	126–128	128–130	130–132	132–134	134–136	136–138
54–56	115	113–117	–	129–131	131–133	133–135	135–137	137–139	139–141	141–143
56–58	120	118–122	–	134–136	136–138	138–140	140–142	142–144	144–146	146–148
60–62	125	123–127	–	139–141	141–143	143–145	145–147	147–149	149–151	151–153

technologische Produktionsprozesse machen sie möglich – die Verbindung fester mit elastischen Materialien. Das Ergebnis: sogenannte Shapewear aus »Wohlfühl-Materialien«. Wer bisher auf Wäsche mit Funktion angewiesen war und außer festen und undurchsichtigen Materialien nichts gefunden hat, kann auf- und endlich wieder durchatmen: Spitze bis zum E-Cup – ein Traum ist wahr geworden. Die schnörkellos-schlichte Mode ebnet darüber hinaus weiteren Neuerungen den Weg: blickdicht und kompakt zwar, dafür mit einem nie dagewesenen Tragekomfort ausgestattet sind die neuen Serien mit Micromodal. Body oder BH & Slip? – diese Frage können Sie heute also getrost abhängig machen von Ihrer Oberbekleidung und Ihrem Geschmack.

Strumpfhosen

Drüber oder drunter – für Ästhetinnen und Praktikerinnen eine Streitfrage so alt wie die Strumpfhose selbst. Wir wollen dieses Problem zugunsten Ihrer Figur lösen: Es mag zwar schöner aussehen, die Strumpfhose unter dem Body zu tragen, dennoch sind Sie besser beraten, wenn Sie sie drüberziehen und somit verhindern, daß sich die Beinausschnitte unter Kleidern, Röcken und Hosen abzeichnen. Eine andere Möglichkeit: Tragen Sie nach dem Prinzip »Zwei in einem« Strumpfhosen mit eingearbeitetem Miederhöschen – sogenannte Figur-Strumpfhosen. Diese Modelle sind Figurformer für die klassischen Problemzonen Bauch, Hüfte und Oberschenkel und werden mit unterschiedlich stark formenden Höschenteilen angeboten. Wer viel stehen muß oder Makel wie Krampfadern kaschieren oder bekämpfen möchte, greift zu Stützstrumpfhosen, die ebenfalls mit

Wußten Sie, daß ...
... großgemusterte Strumpfhosen unvorteilhaft für stabile Beine sind?
... dunkle Farben und Längsmuster Ihre Beine optisch schlanker machen?

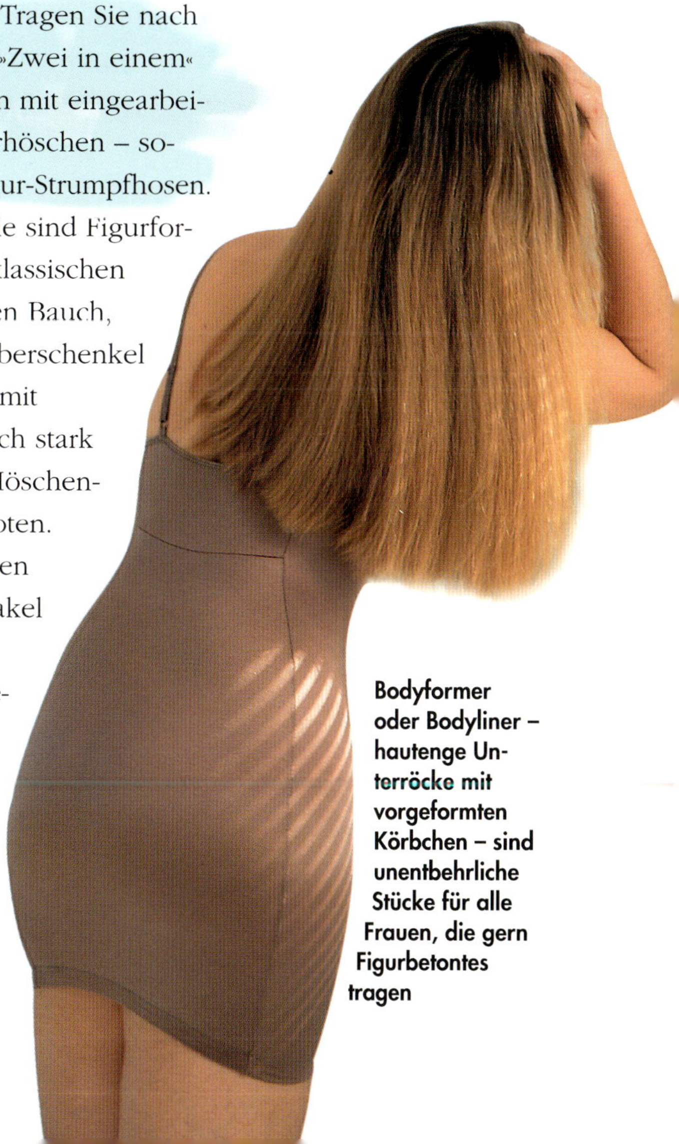

Bodyformer oder Bodyliner – hautenge Unterröcke mit vorgeformten Körbchen – sind unentbehrliche Stücke für alle Frauen, die gern Figurbetontes tragen

Übrigens: Für den Alltag gilt die Regel, daß die Strumpfhose den Ton der Schuhe aufnehmen sollte oder heller, niemals aber dunkler ausfallen sollte

einem formenden Miederteil ausgestattet sind. Übrigens: Wenn Sie mit Normalgrößen nicht zurechtkommen, weil Sie besonders klein oder überdurchschnittlich groß sind, sollten Sie nach Spezialgrößen fragen. Für kleine Frauen werden Modelle mit einem kürzeren Beinteil und einem entsprechend weiteren Höschenteil angeboten (Zwischengrößen), während für große Frauen Strumpfhosen mit extralangen Beinen im Handel sind (Übergrößen).

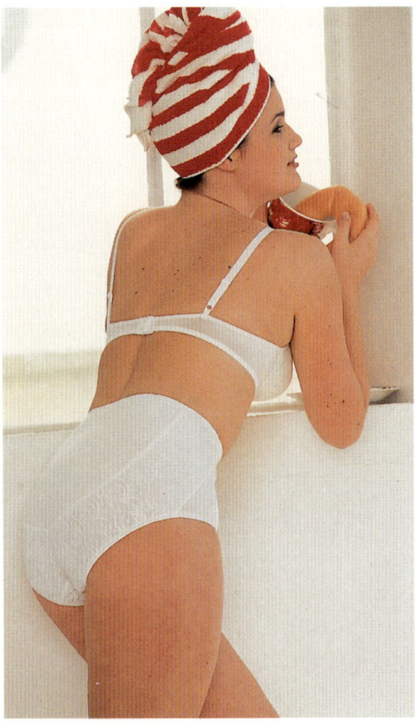

Wenn Ihr Hüftmaß eher von breiten Hüften als vom runden Po herrührt, können Sie in Richtung Sexappeal nachhelfen: Mit einem Push-up-Slip, der auf der Kehrseite nachrüstet, was auf Ihren Hüften bereits liegt

Accessoires – der wahre Schatz im Kleiderschrank

Ein Drittel Accessoires, zwei Drittel Kleidungsstücke – wenn Ihr Kleiderschrank so bestückt ist, sind Sie auf der richtigen Fährte. Und wenn Sie schon längst der Meinung sind, daß

TIP:

So finden Sie Ihre Strumpfhosengröße

Konfektionsgröße	Strumpfhosengröße
42–44	III
44–46	IV
48–50	V
52–54	VI
56–58 usw.	VII

So finden Sie Ihre Spezial-Strumpfhosengröße

Zwischengrößen

(Höschenteil weiter – Beine kürzer)

Konfektionsgröße	Strumpfhosengröße
43–45	Zwischengröße I
45–47	Zwischengröße II
47–49	Zwischengröße III
49–51	Zwischengröße IV
51–53 usw.	Zwischengröße V

Übergrößen

(Höschenteil länger – Beine besonders lang)

Konfektionsgröße	Strumpfhosengröße
48–50	Übergröße V
52–54 usw.	Übergröße VI

Accessoires – eher als Hosenanzüge, Röcke oder Kleider – als Hauptdarsteller der Mode bereits einige Male den Oscar verdient hätten, dann brauchen Sie in diesem Kapitel eigentlich gar nicht weiterzulesen. Denn genau davon werde ich Sie hier überzeugen.

Hüte, Gürtel, Taschen, Brillen, Schmuck, Schuhe und Tücher – wenn Sie diese Dinge nicht schon seit Jahren horten wie ein Eichhörnchen, das den nahen Winter fühlt, dann sollten Sie spätestens jetzt damit anfangen. Lassen Sie keine Gelegenheit aus, die verlorene Zeit aufzuholen und sich zu Geburtstagen, zu Weihnachten und Ostern von Verwandten und Freunden etwas »Kleines« schenken zu lassen.
Eine der anscheinend so unwichtigen Tollheiten und Nichtigkeiten der Mode – aus Seide, Plastik, Leder, Plüsch, Polyester oder Lack. Und lenken Sie die anstehende Schenkwut in entsprechende Bahnen! Denn Sie wissen, daß eins sich nicht für alle schickt und daß es auf Größe, Format und Farbe ankommt, um die größtmögliche Wirkung zu erzielen.

Kleiner Aufwand, große Wirkung

Probieren Sie aus, wie sich der klassische Allwetter-Trench mit Handschuhen im Wildkatzen-Dessin mausert, wie das langweilige marineblaue Kostüm an Sexappeal gewinnt, wenn Sie die Jacke auf der Haut tragen und mit einer Brosche den Blick auf Ihr Dekolleté lenken. Wie die rote Satin-Corsage Ihre rustikale Wildlederjacke zu einem herrlich erotischen Doppelleben verführt. Oder der Seidenschal in Feuerfarben Ihr zwar wunderschönes, aber auch sehr zurückhaltendes Jerseykleid vom Alltagsgrau befreit.

»Die guten ins Töpfchen ...«

Wenn Sie die Wäscheschubladen mit BHs und Slips schon erfolgreich durchkämmt haben, können Sie

Eine Strumpfhose paßt, wenn ...
...sich die Beinteile glatt ans Bein schmiegen und die optimale Länge haben – ohne Fältchen an den Knöcheln und ausgebeulte Knie.
...die Schrittlänge stimmt. Der Zwickel darf weder kneifen noch durchhängen.
...das Taillenband bequem sitzt, jedoch nicht verrutscht

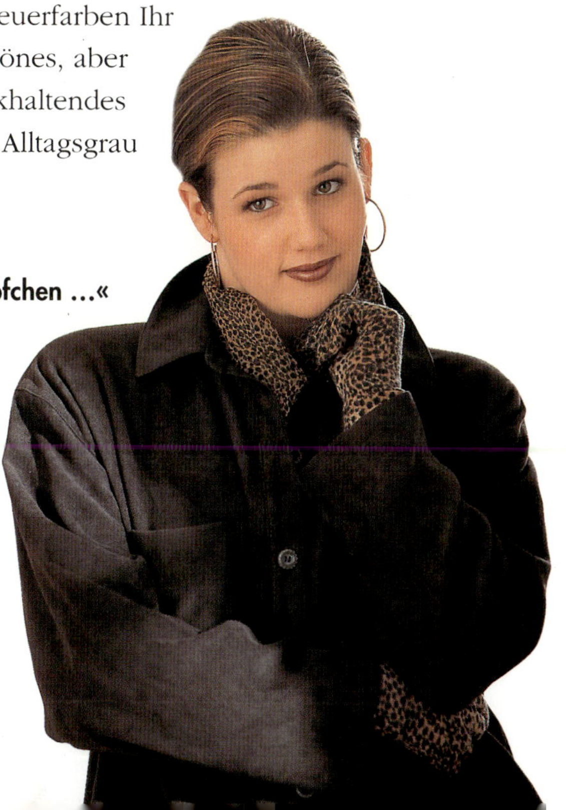

Sommerliche Schmuckstücke kann man in vielen Urlaubsländern günstig erstehen. Sie werten – wie diese Armreifen – ein schlichtes Kleid auf, stylen Shirt und Rock zum Abend-Outfit

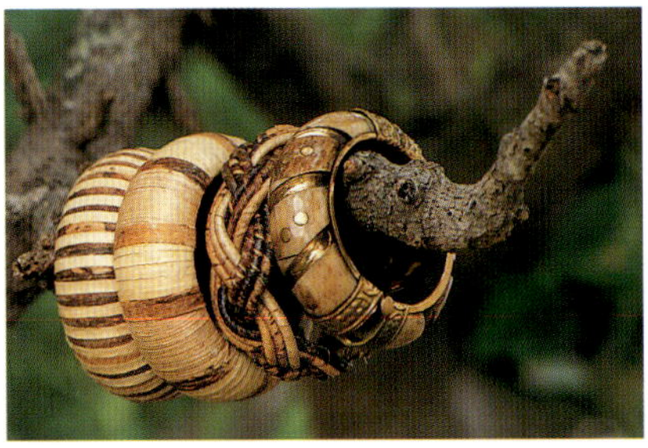

Übrigens: *Accessoires müssen nicht zwangsläufig mit dem Stil der Kleidung harmonieren. Modern und selbstverständlich wirkt ein Bruch, wie er beim Zusammenspiel von Romantik-Accessoires wie Blumentuch, indischem Steinschmuck oder einem Samthut zum strengen Zweiteiler entsteht*

Der Gürtel – in seiner Vielseitigkeit fast schon ein Kleidungsstück!

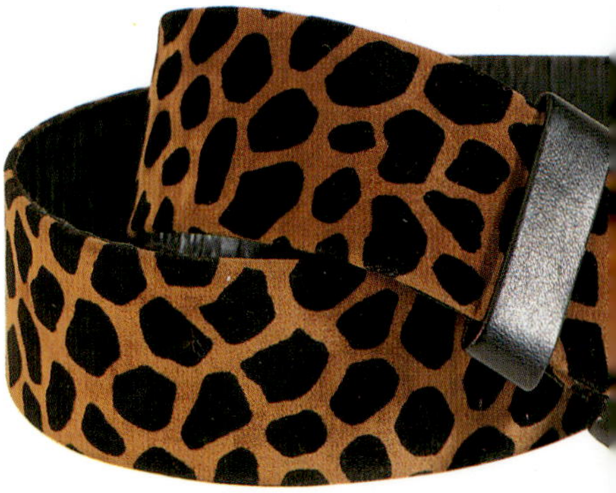

gleich bei Ihren Accessoires-Ecken, -Kisten, -Schubladen weitermachen. Hier gilt allerdings eher der Grundsatz: »Warte – Deine Zeit wird kommen!« Sortieren Sie nur Dinge aus, von denen Sie nach der Lektüre von Kapitel 3 – und später Kapitel 5 in Bezug auf Ihre Farben – wissen, daß Sie mit ihnen nur schlechter aussehen können. Diese Accessoires lassen sich entweder als nettes Geschenk für eine Freundin verwenden oder als Tauschobjekt, wenn Ihre Freundin auch gerade dabei ist, eine neue Linie in ihr Leben und ihre Mode zu bringen. Den Rest – ob gerade en vogue oder nicht – sollten Sie als Kapital, das Zinsen bringt, ansehen, ruhen lassen und von Saison zu Saison durchsehen, ob sich nicht etwas davon dekorativ einsetzen und zum Star auf Zeit machen läßt: das 50er-Jahre-Tuch in der morbiden Farbigkeit, das Sie für ein paar Mark auf dem Flohmarkt ergattert haben, der Strohhut – ein Spontankauf auf dem italienischen Wochenmarkt, die Art-deco-Brosche, der Gürtel mit dem animalischen Ozelot-Muster, der Naturschmuck aus dem Bali-Urlaub. Wetten, daß Sie nicht nur voller Erinnerungen, sondern auch mit Beutestücken beladen wieder aus den Tiefen Ihrer Schränke und Kisten auftauchen werden?

Tücher & Schals

Mit Sicherheit sind es in der Hauptsache Tücher und Schals, die Ihnen bei Ihrer Suche in die Hände gefallen sind, stimmt's? Ein wunderbares Kapital, wenn Sie sie nicht einfach immer nur umhängen. Mit den nachfolgenden Varianten bringen Sie Farbe und Bewegung in Ihr Outfit, verleihen einem strengen Ensemble einen Hauch Frou-Frou, kaschieren Schwachpunkte und betonen Stärken.

Schals im Einsatz

Schärpenartig um die Taille geschlungen, dient ein kontrastfarbener Schal großen Frauen als Gürtelersatz und bricht so optisch ihre Größe. Der Schal kann entweder der Länge nach leicht auf die gewünschte Breite gerafft werden oder man verschmälert ihn, indem man die Enden gegeneinander dreht und den Schal als Kordel in der Taille knotet.

Locker um den Hals gelegt, schafft ein schwer fallender Seidenschal eine vertikale Linie, die optisch streckt. Das ist für kleine Frauen und alle Frauen mit einer O-Figur ideal und wird auch der geraden H-Figur gerecht. Übrigens auch ein perfektes Styling für alle Frauen mit einer V-Figur: Das Auge folgt automatisch der Länge des Schals bis zu seinen Enden nach unten und lenkt so von einem dominanten Oberkörper ab. Vorsicht ist jedoch genau aus eben dem Grund geboten, wenn Sie eine A-Figur haben: Da geht der Schuß nach hinten los, denn das Auge bleibt ja an den Schalenden hängen, und somit an Ihrer Problemzone, der ausgeprägten Hüftpartie.

Setzen Sie einen leichten, flatternden Schal ein, zum Beispiel zarten Seidenchiffon mit Blumenmustern, um Ihrer Silhouette Grazie zu verleihen und Schwere zu nehmen. Wichtig: Für den O-Typ sollte das flatternde, bauschende Etwas nicht in Taillenhöhe, bei einer X-Figur nicht schon in Busenhöhe enden, damit mit dem schmückenden Accessoire die jeweiligen Problempartien nicht optisch verstärkt werden. Verwenden Sie Broschen oder Clips, um die beiden Schalbahnen zusammenzuhalten und den Blick auf die so dekorierte Stelle zu lenken. Die Frau mit A-Figur sollte

Blickpunkt Taille: Die X-Figur setzt einen Schal wirkungsvoll als Gürtel-Alternative ein, um ihren stärksten Pluspunkt zu betonen. Frauen mit kurzem Oberkörper wählen den Schal in der Farbe des Oberteils und verlängern so optisch ihre Taille

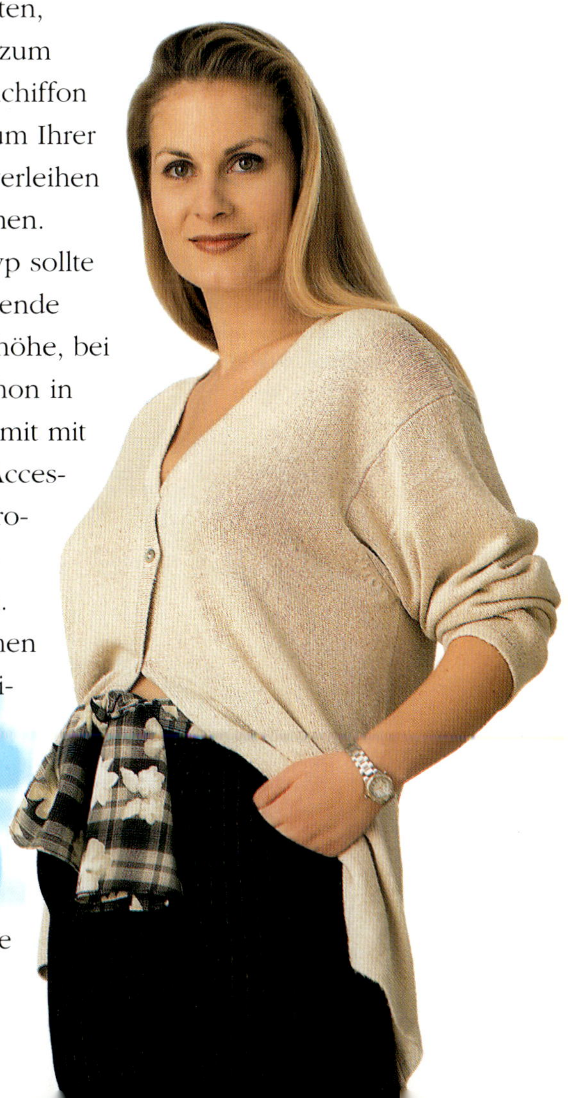

die Brosche oberhalb des Busens einsetzen, die mit X-Figur unterhalb des Busens, nahezu in Taillenhöhe.

Zum halsnahen Knoten geschlungen, ist der Schal für den A-Typ und den H-Typ, der nicht zu breite Schultern hat, günstig. Schlingen Sie hierfür einen langen Schal um den Hals, legen Sie das rechte Ende über das linke, führen es unten durch und oben drüber. Das rechte Ende liegt nun links. Noch einmal wird von links über rechts gekreuzt, unten durchgeführt und oben durchgesteckt. Den Knoten schön gleichmäßig zurechtziehen. Wichtig ist, daß beide Male dasselbe Schalende oben liegt. Nur so wird der Knoten gleichmäßig und keines der Ende steht unmotiviert hoch.

Dekorativer Rahmen für ein schön geschminktes Gesicht ist hier ein in der Diagonalen gedoppeltes Tuch. Für die A-Figur darüber hinaus ein attraktiver Blickpunkt, der von der Hüftpartie ablenkt

Ein gemusterter Schal, lose in ein farblich zurückhaltendes Oberteil gelegt, zieht den Blick auf den Oberkörper. Wird die Jacke geöffnet, betont er in seiner Länge die Vertikale, streckt und lenkt den Blick nach unten

Tücher-Tips

In Halsnähe geknotet, so daß ein Teil des Halses verdeckt wird, sind Tücher wahre Meister, wenn es darum geht, einen etwas zu langen Hals erfolgreich zu vertu(s)chen.

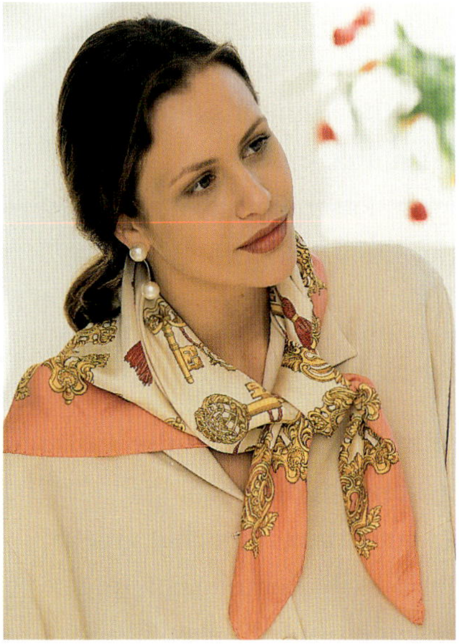

Nehmen wir beispielsweise den Ascot-Knoten. Hierfür wird ein 80 mal 80 Zentimeter großes Karree – mit der rechten Seite nach unten gehalten – in der Mitte zu einem kleinen Knoten geschlungen. Wenden Sie das Tuch nun, fassen Sie zwei gegenüberliegende Enden und legen Sie das Tuch von vorn nach hinten um den Hals und verknoten Sie die beiden Enden im Nacken. Fertig. Durch den kleinen Knoten in der Tuchmitte entsteht eine bauschige, dekorative Kräuselpartie.

Im Ausschnitt verschlungen, kann ein 80 mal 80 Zentimeter

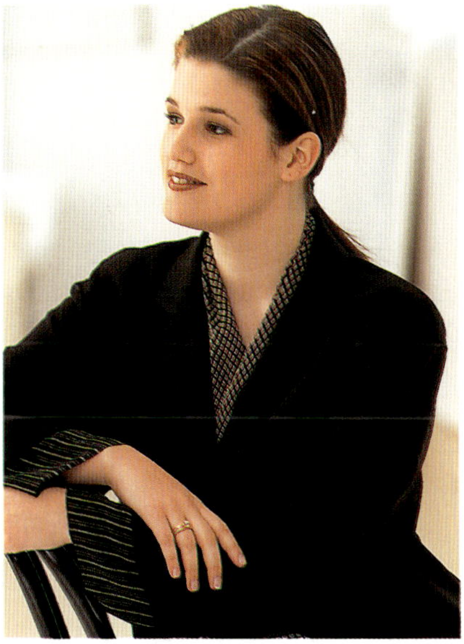

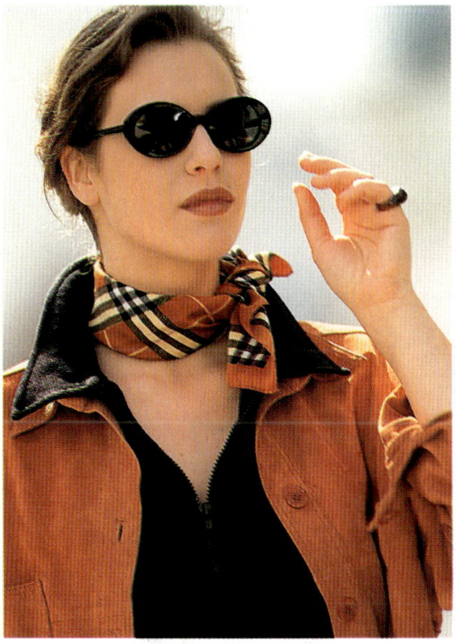

Diagonal gefaltet und einfach geknotet – mit einem sogenannten Nickituch bringen Sie in Null Komma nichts Farbe und Leben in Ihr Outfit

großes Tuch ein toller Mantel- und Kostümbegleiter sein und allen Frauen, gleich welchen Figurtyps, als Rahmen für ein schön geschminktes Gesicht dienen. Das Tuch wird hierfür mit der rechten Seite nach unten hingelegt. Führen Sie nun von zwei gegenüberliegenden Seiten die Ecken zur Mitte, so daß sich beide Zipfel um einige Zentimeter überlappen. Nun beide Seiten jeweils noch einmal nach innen klappen, so daß die Kanten aneinanderstoßen. Anschließend doppelt legen. Diese etwa zehn Zentimeter breite Schaldiagonale nun von hinten um den Hals legen, vorn flachliegend zweimal kreuzen,die Enden so hinter den Hals führen, daß der Knoten vorn halsnah liegt, im Nacken verknoten. Elegant und bombensicher wird dieser dekorative, leicht spitze Knoten Sie ohne Auffrischung den ganzen Tag begleiten.

Lassen Sie Ihre Phantasie spielen!

Das ist natürlich nur eine kleine Auswahl von Möglichkeiten. Sie alle zu zeigen, würde ein weiteres Buch füllen. Eines haben Sie mit Sicherheit aber auch jetzt schon gesehen: daß es gut ist, Tücherschätze zu horten und ab sofort mit dem Schlingen und Knoten anzufangen.

Übrigens: *Wenn Sie zu einem uni Outfit eine einfarbige Handtasche in der für Ihren Figurtyp richtigen Größe tragen, können Sie mit einem buntgemusterten Tuch, das Sie lässig um die Henkel knoten, einen Hingucker kreieren*

Wußten Sie, daß …
*…Sie eine **lange Nase** optisch verkürzen können, wenn Sie ein Brillengestell mit einem tiefsitzenden Steg wählen?*
*…Sie eine **kurze Nase** optisch verlängern können, wenn der Steg hoch plaziert beziehungsweise transparent ist?*
*… wenn Ihre **Augen eng zusammenstehen**, der Steg Ihres farbigen Brillengestells transparent sein sollte. Im Umkehrschluß ist ein dunkler Brillensteg ideal, wenn Sie weit auseinanderstehende Augen haben*

Brillen – welche ist ideal?

Brillen nur als notwendiges Übel zu betrachten, wäre ein Fehler. Wenn Sie eine finden, die Ihren Typ unterstreicht, emanzipiert sich die Prothese zum modischen Accessoire.

Die richtige Form

Der erste Schritt zum idealen Brillengestell – ob für eine Korrektur- oder eine Sonnenbrille – ist ein intensiver Blick in den Spiegel: Welche Form hat Ihre untere Gesichtshälfte? Gemeint ist die Kontur von einem Ohrläppchen zum anderen. Ist sie kantig, rund, oval? Wenn Sie ein Gestell finden, dessen unterer Teil formharmonisch mit dieser Kontur verläuft und im oberen Rand der Form Ihrer Augenbrauen folgt, haben Sie schon gewonnen. Hier ein paar Beispiele für das gelungene Zusammenspiel von Gesichts- und Brillenform:

Wenn Sie ein …
… **rundes Gesicht** haben, sollten Sie kein rundes, sondern ein markantes, eckiges Gestell wählen. Achten Sie außerdem darauf, daß das Modell nicht über die Schläfen hinausragt.

… **herzförmiges Gesicht** haben, lenken Sie am besten mit einem ovalen Modell mit farblich betontem unterem Rand die Aufmerksamkeit in Richtung untere Gesichtshälfte. So wirkt Ihr Gesicht insgesamt schmaler.

… **quadratisches Gesicht** haben, wird es mit einer runden oder ovalen Fassung weicher. Ungünstig sind kleine und schmale, kantige Gestelle.

Die richtige Farbe

Die Farbe des Gestells wird durch Ihre Haarfarbe und Ihren Teint entscheidend beeinflußt. So wirkt ein blasser Hautton mit einer schwarzen Fassung noch blasser. Und die Gläser? Wenn Sie zu getönten Gläsern tendieren, sollten Sie wissen, daß hier zwei Argumente aufeinanderprallen: Dagegen spricht, daß gelblich-bräunliche Tönungen nur sehr wenigen Menschen stehen und die Wahrscheinlichkeit hoch ist, daß Sie dadurch müde, abgespannt und leicht magenkrank auf andere wirken. Dafür spricht, daß Träger von warm getönten Gläsern schon nach wenigen Stunden erwiesenermaßen positiver gestimmt sind und ihre Laune sich aufhellt.

Schuhe – bitte nicht sparen!

Vom Kopf zu den Füßen –, die es wohl wie kein anderer Teil Ihres Körpers verdient haben, bei Laune gehalten zu werden.

Hier ein paar Dinge, die Sie beachten sollten, wenn Sie es sich mit ihnen nicht auf lange Sicht verderben wollen.

● Kaufen Sie den Schuh nach der Form Ihres Fußes: Wo Ihr Fuß am breitesten ist, sollte der Schuh auch am meisten Platz bieten.

● Gehen Sie immer gegen Abend zum Schuh-Shopping, dann sind die Füße am größten.

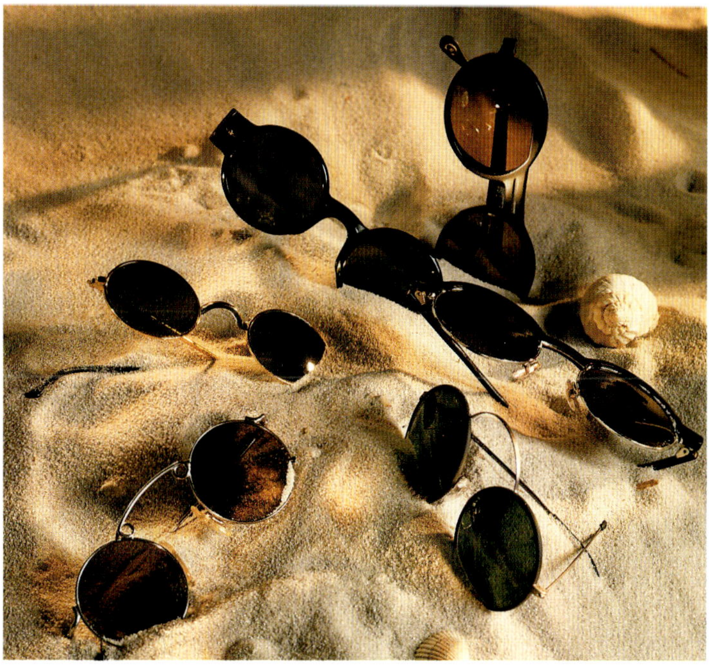

● Probieren Sie immer beide Schuhe an. Bei den meisten Menschen ist ein Fuß größer als der andere. Lieber eine Halbsohle für den größeren als Dauer-Druckstellen für den kleineren.

Soweit zur Paßform. Die nicht unwesentlich vom Preis abhängt. Billigmodelle geraten bei starker Belastung oft schon nach ein paar Wochen aus der Façon.

Mein Tip: Knausern Sie überall, aber nicht an Ihren Schuhen. Sie müssen eine Menge aushalten

Ob Korrektur- oder Sonnenbrille – das für Sie optimale Gestell sollte bezüglich der Stärke mit Ihrer gesamten Erscheinung korrespondieren. Ein zu kleines, zu zierliches Modell kann sich an einer stattlichen Erscheinung schnell verlieren oder gar lächerlich ausmachen!

Am schmeichelndsten für jedes Frauenbein – besonders aber für das eher kurze – sind klassische, ausgeschnittene Pumps. Einmal mehr sollten Sie sich über die gegenwärtige Mode hinwegsetzen und ohne Scheu zum Klassiker greifen. Das Schlimmste, was Sie kurzen Beinen antun können, sind Schuhe mit Fesselriemchen, die das Bein optisch am Knöchel kappen und somit uncharmant verkürzen

und sollten in ihrer Qualität mindestens Ihrer restlichen Kleidung entsprechen, lieber aber noch hochwertiger sein. Achten Sie darauf, daß Laufsohle und Innenfutter aus Leder sind. Was das Obermaterial angeht, so sollten Sie neben Leder auch die aktuellen textilen Elastmaterialien in Betracht ziehen, die ganzjährig getragen werden können, nach dem Tragen immer wieder in ihre alte Form zurückfinden und – mit einer feuchten Bürste gereinigt – einfach zu pflegen sind.

Gute Pflege macht sich bezahlt

Wenn Sie zwischen 200 und 300 Mark für ein Paar Schuhe ausgeben, sollten Sie sie mit guter Pflege lange am Leben erhalten. Verwenden Sie Schuhspanner nach jedem Tragen und ziehen Sie ein Paar nie länger als einen Tag an. Danach sollte der Schuh wenigstens einen Tag Zeit haben, innen vom normalen Fußschweiß auszutrocknen und auf dem Spanner seine ursprüngliche Form wiederzubekommen. Danach wird Leder mit einer farberhaltenden, reichhaltigen Schuhcreme eingefettet und poliert. Soweit Ihr Part der Pflege. Behalten Sie die Absätze und Sohlen im Auge und lassen Sie sie beim Schuster ersetzen, wenn sie abgelaufen sind.

Klasse statt Masse

Wer teure Schuhe kauft, kann nicht mit jeder Schuhmode Schritt halten und sollte sehen, daß die Modelle aktuell, aber dennoch länger als eine Saison tragbar sind. Von zu vielen Details, die den vielseitigen

Klassiker mit Kick – Mokassin, Pumps und Trotteur gehören als Basisschuhe in jeden Schuhschrank. Alle drei Typen können zu Röcken und Hosen, sprich zu Kleidern, Kostümen und Hosenanzügen getragen werden

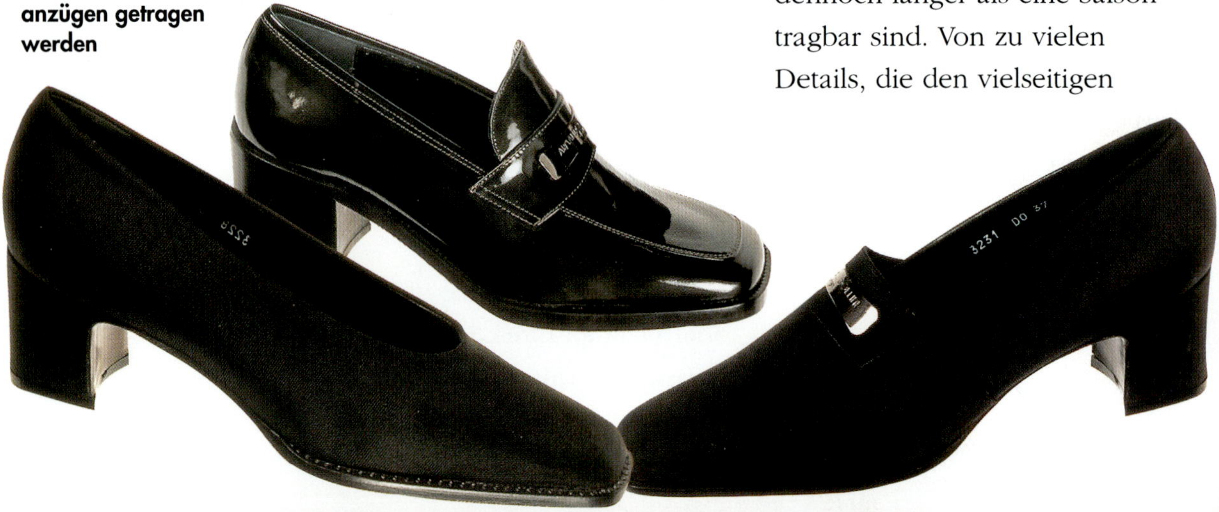

Einsatz eines Schuhs einschränken, sollten Sie Abstand nehmen. Sie brauchen zum einen Schuhe in den Basisfarben Ihrer Grundgarderobe (siehe auch Kapitel 5 und 6), zum anderen sollten die Modelle zu Röcken, Kleidern *und* Hosen passen.

Rund um den Absatz

Es gilt die Faustregel: Je kleiner Sie sind, desto kleiner Ihr Fuß, desto niedriger Ihr Absatz. Was Sie als stattliche Prachtfrau außerdem bedenken sollten: Ein Bleistiftabsatz paßt einfach nicht zum Rest Ihrer Figur. Ziehen Sie einen der aktuellen Blockabsätze vor, maximal fünf Zentimeter hoch. Auf dem können Sie prima stundenlang laufen, er ist elegant, paßt zu Rock und Hose und vor allem optimal zu Ihrer Erscheinung.

Sommer für die Füße

Es ist ein Gerücht, daß Riemchensandalen Ihren Füssen Kühlung und somit eine Wohltat verschafften. In Wahrheit gibt es wohl kaum etwas Gemeineres für einen schwer arbeitenden Fuß, als zur Belohnung hinter das stramme Gitterwerk einer Sommersandalette gesperrt zu werden. Er wird sich rächen und an allen möglichen Ecken herausquellen. Was nicht nur unschön, sondern auch schmerzhaft ist. Also »nein« zu Sandaletten, ganz besonders zu solchen mit hohem Absatz. In geschlossenen Schuhen wirken Sie wesentlich eleganter und leichter – weil schmerzfrei! Wenn Sie mit Slingpumps liebäugeln sind gepflegte Fersen in Eins-A-Form oberstes Gebot.

Spezialist für Unter- und Übergrößen *Wenn Ihre Füße besonders klein oder besonders groß sind und Sie häufig Schwierigkeiten haben, Schuhe in Ihrer Größe zu finden, fordern Sie doch einfach bei einen Spezialversender einen Prospekt an. Hier bekommen Sie ein große Auswahl von Schuhen in den Größen 32 bis* $35\frac{1}{2}$ *und 42 bis* $45\frac{1}{2}$ *sowie Modelle, die weiter geschnitten sind* *(Adresse siehe Seite 126)*

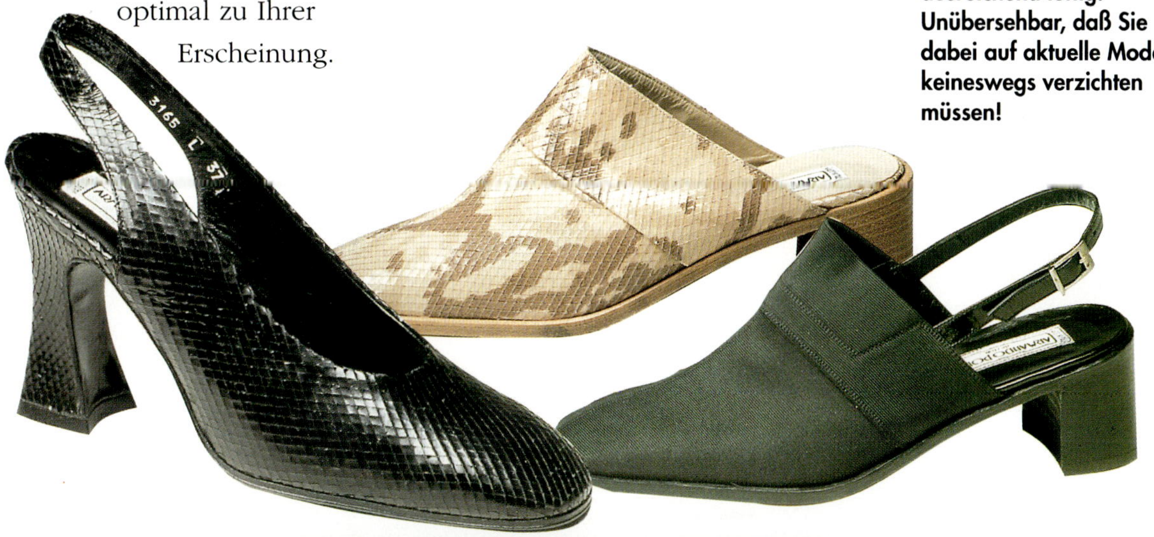

So sollten Ihre Sommerschuh-Favoriten aussehen: trittfest, haltgebend und doch ausreichend luftig. Unübersehbar, daß Sie dabei auf aktuelle Mode keineswegs verzichten müssen!

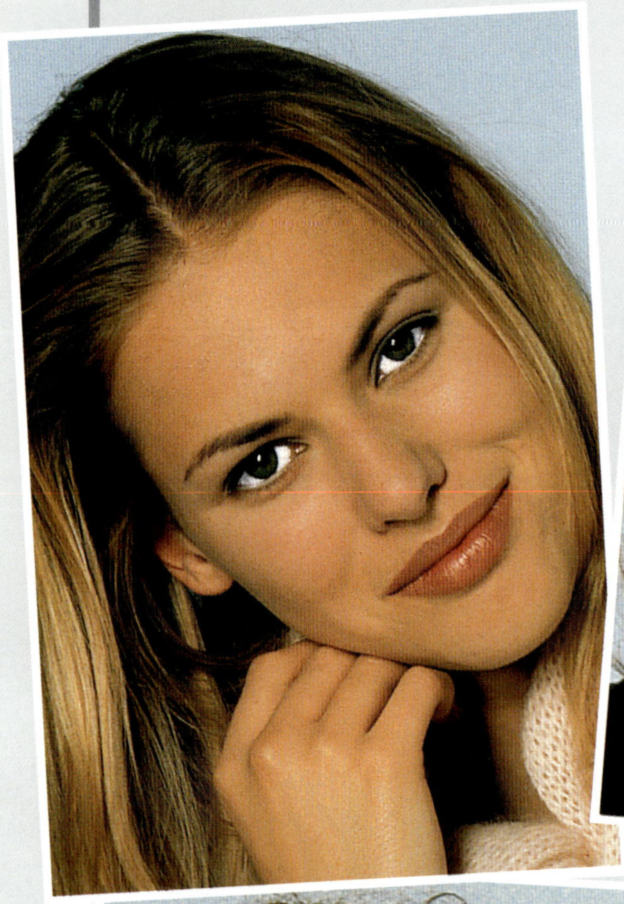
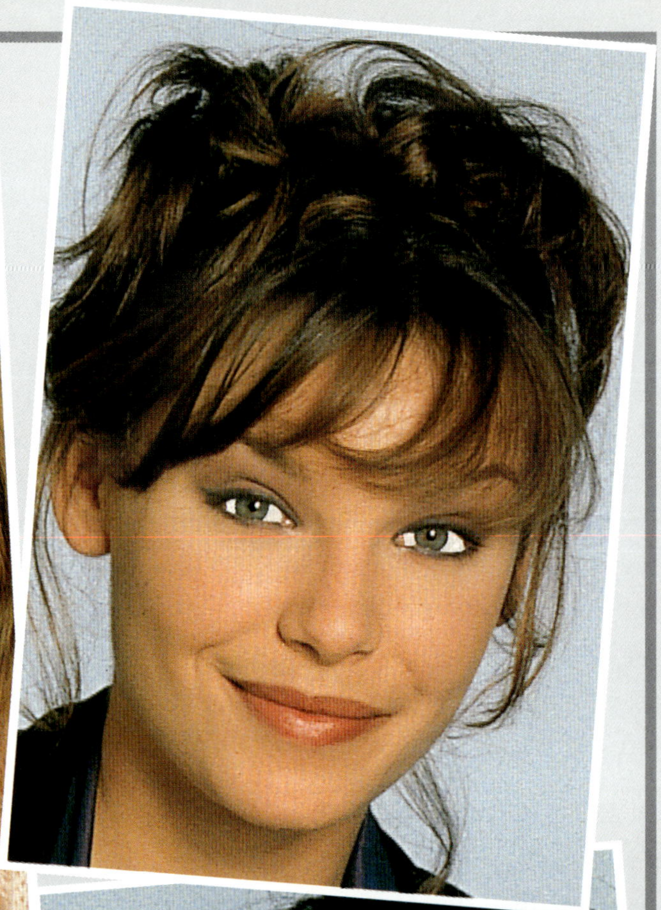
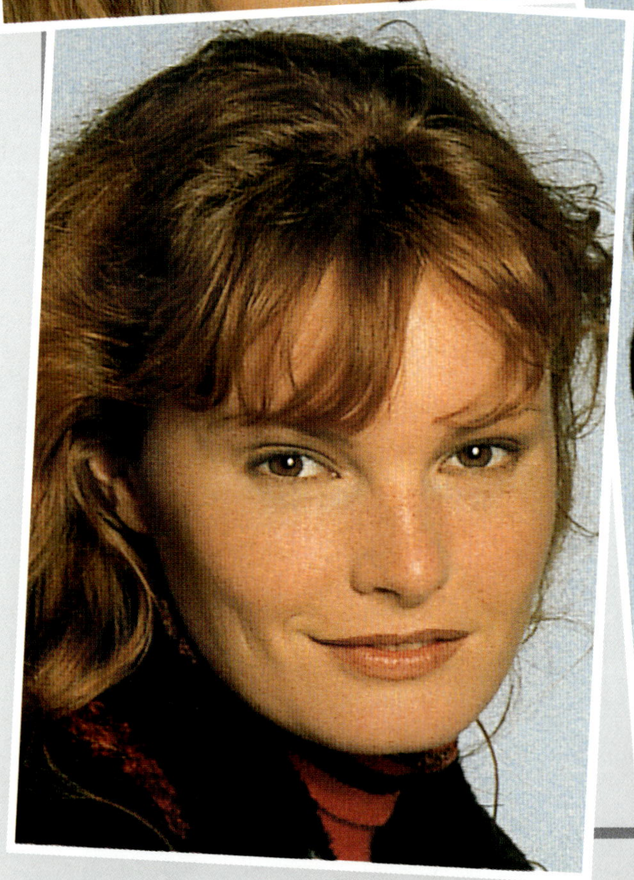
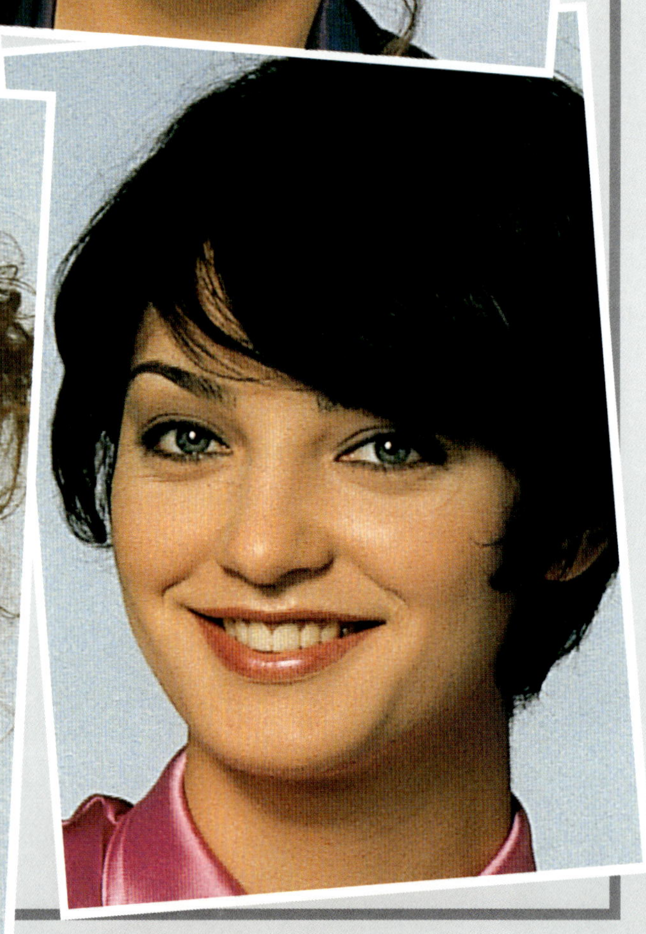

IHRE IDEALFARBEN – EINE FRAGE DER JAHRESZEIT

Sie wissen nun, welche Kleidung Ihre Formen ins rechte Licht rückt und welche Accessoires Ihre Lieblings-Begleiter werden könnten. Fehlt noch die Analyse Ihre Farbtyps. Denn das schönste Kleid wird Ihrem Typ nicht gerecht, wenn seine Farbe Sie buchstäblich verblassen läßt. Sind Sie goldblond, nennen Sie eine Haut mit einem warmen Beigeton Ihr eigen und haben dennoch oft einen fahlen Teint? Bevor Sie auf Gastritis tippen: Es könnte am Türkis liegen, das Sie so oft und gern tragen. Das aber leider nicht zu Ihrer Ideal-Farbskala gehört. Verabschieden Sie sich leichten Herzens von alten und falschen Farb-Freunden und finden Sie auf den nächsten Seiten eine Vielzahl von neuen und richtigen. Mit den passenden Farben werden Sie noch mehr Selbstbewußtsein für einen starken Auftritt bekommen!

Wenn Sie Ihre ganz persönlichen Farben kennen, wird aus jeder modischen Neuerwerbung ein Lieblingsstück

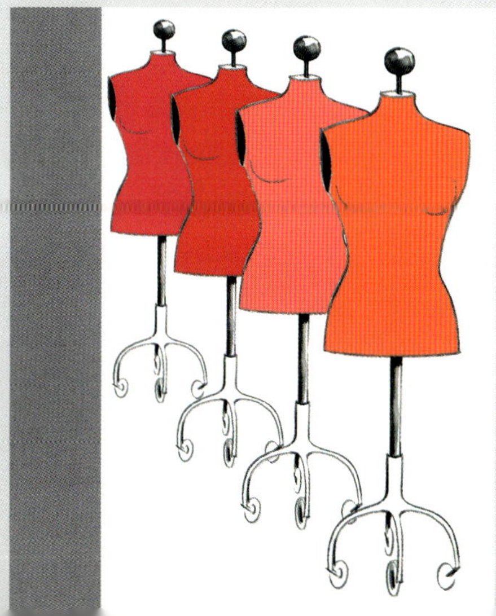

Halten Sie eine ungebräunte Stelle Ihrer Haut (zum Beispiel die Handgelenkinnenseite) gegen ein hartweißes Blatt Papier:

- *Wirkt Ihr Hautton gelblich oder gelbgolden, so gehören Sie in die* ***warme Farbgruppe****, sind also entweder* ***Frühling oder Herbst****.*
- *Wirkt Ihr Hautton bläulich bis weiß oder oliv (ohne Goldton!), dann gehören Sie zur* ***kühlen Farbgruppe*** *und sind entweder* ***Sommer oder Winter***

Die Sache mit den Jahreszeiten

Die Farbtypologie der vier Jahreszeiten geht zurück auf die Studien und Erkenntnisse eines Schweizer Kunsterziehers und Malers names Johannes Itten. Während seiner Lehrtätigkeit an einer Berliner Kunstschule in den späten Zwanzigern entwickelte Itten in Zusammenarbeit mit seinen Schülern und anhand einiger Experimente eine eigene Farbenlehre. Kurz gesagt besteht sie darin, alle Menschen sowohl nach ihrem Aussehen als auch nach ihrem Farbempfinden und ihrer Ausstrahlung einer der vier Jahreszeiten zuzuordnen.

So finden Sie Ihren Farbtyp

Um herauszufinden, welcher Jahreszeiten-Typ Sie sind, stehen Ihnen verschiedene Möglichkeiten offen. Am einfachsten, aber auch am teuersten ist es, die Analyse einen Fachmann bzw. einer Fachfrau zu überlassen. Farbberatungsfirmen mit entsprechend geschulten Experten finden Sie mit Sicherheit auch in Ihrer Nähe.

Malen Sie Ihre Farben

Wenn Sie es erst einmal selbst probieren möchten, gibt es eine ganz einfache Methode, sich dem Thema anzunähern: Vertrauen Sie Ihrer Intuition! Alles, was Sie dafür brauchen, ist ein Aquarellmalkasten – ein Tuschkasten tut's auch – und ein Blatt (Aquarell-)Papier. Ziehen Sie sich an einem

TIP:

Ein Hinweis zur praktischen Nutzung der jeweiligen Jahreszeiten-Skalen

Je mehr Farben auf einer Seite abgebildet sind, desto schwieriger ist es, alle Nuancen natur- und vorlagengetreu zu drucken. So sind Abweichungen in Nuancen möglich. Die Aussagekraft über Ihre persönlichen Farben wird dadurch jedoch in keiner Weise eingeschränkt. Die Grundaussage der abgebildeten Farbe ist ein Leitfaden, der es Ihnen ermöglicht, in jeder neuen Saison aus den Trendfarben Ihre persönlichen Töne herauszusuchen, auch wenn diese auf der Skala nicht abgebildet sind.

ruhigen Abend zurück, machen Sie es sich an Ihrem Lieblingsplatz gemütlich, entspannen Sie sich mit Ihrer Lieblings-CD – und lassen Sie sich und Ihre Gefühle treiben. Nun malen Sie einfach drauflos!

Wenn Sie ein Mensch sind, der auf innere Schwingungen hört, sich fallenlassen kann – und dafür sind Sie als Genußmensch prädestiniert! – , werden Sie ganz von selbst eine Farbskala auf das Papier zaubern, die Ihrem Farbtyp nahekommt oder ihn sogar genau trifft. Voraussetzung ist, daß Sie alles, was Sie in Ihrem Leib-und-Magen-Modemagazin gerade über die neuesten Modefarben gelesen haben, vorübergehend vergessen. Natürlich kann das nicht die ganze Analyse sein, aber eventuell haben Sie mit dieser kreativen Aktion bereits ein gutes Stück auf dem Weg zur Begegnung mit Ihren persönlichen Farben zurückgelegt. Lassen Sie das Blatt einfach bis zum nächsten Morgen trocknen. Dann geht's weiter.

Laden Sie zum Farbtest ein!

Nach dem Motto »Der Weg ist das Ziel« können Sie sich Ihren Farbtyp Schritt für Schritt weiter erarbeiten und Ihre Erkenntnisse verdichten. Dafür brauchen Sie Tageslicht (auf keinen Fall eine künstliche Beleuchtung, sie verfälscht die Farben), Ihr eigenes absolut ungeschminktes Gesicht, einen Spiegel, den Sie am besten auf einer Fensterbank im Tageslicht plazieren können, ein weißes Tuch und eine Reihe von unterschiedlich farbigen Tüchern. Darüber hinaus wäre eine »Jury« von Bekannten oder Freunden nicht schlecht, die Ihrem Test beiwohnen.

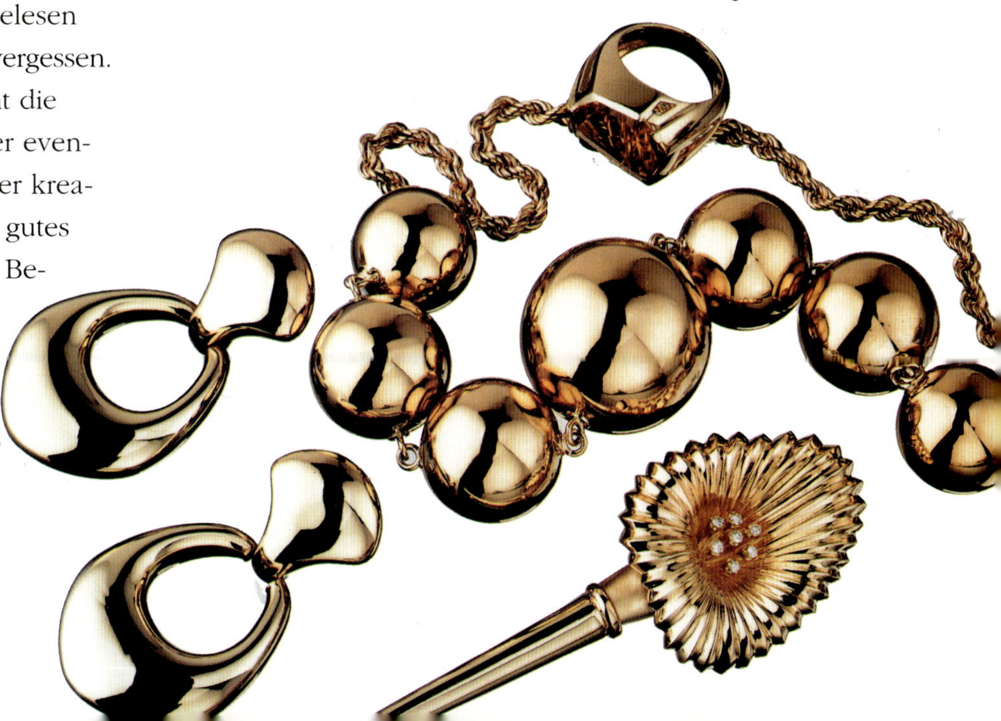

Auch Schmuck ist eine Frage Ihres Farbtyps. Ob Ihnen kühles Silber oder warmes Gold besser steht, ist abhängig davon, welcher »Jahreszeit« Sie angehören

Für Frauen, die wenig bis gar kein Make-up tragen, ist die Wahl der richtigen Farben für Ihre Kleidung besonders wichtig. Weil die Wirkung von für sie falschen Farben durch nichts retuschiert wird

Menschen, die es gut mit Ihnen meinen, sich aber auch trauen, Ihnen ehrlich Ihre Meinung zu sagen. Sie haben einen besseren Abstand zu Ihnen und den Farben, die Sie in Kinder- und Jugendjahren getragen haben.

Noch ein Wort zu den farbigen Tüchern. Sie können einerseits aus den Tiefen Ihres Kleiderschrankes kommen. Eine breitere Palette allerdings decken Sie mit Sicherheit ab, wenn Sie ein paar Mark investieren und im Bastelgeschäft Filzstücke – 40 mal 30 Zentimeter reichen vollkommen – kaufen. Sie sollten eine größere Auswahl zur Hand haben, so daß Sie auf alle Farben in jeweils mehreren Schattierungen, das heißt in jeweils warmen und kalten Tönen, zurückgreifen können, um sie gegeneinander abzuwägen.

Ihr Gesicht entscheidet

Das weiße Tuch legen Sie nun als neutralen Hintergrund um Ihre Schultern. Zunächst sollten Sie herausbekommen, ob Sie ein warmer oder ein kalter Farbtyp sind, bevor Sie ins Detail gehen und sich – innerhalb der kalten oder warmen Farbgruppe – jeweils für eine der beiden Jahreszeiten entscheiden können. Kalt sind Sommer und Winter, warm Frühling und Herbst. Halten Sie, um das herauszufinden, zum Beispiel vergleichend einmal ein orangefarbenes (warmes) Filzstück unter Ihr Gesicht, einmal ein pinkfarbenes (kaltes). Verfolgen Sie genau, was mit Ihrem Gesicht passiert, welches Licht die Farbe auf Ihre Haut wirft. Schmeichelt sie? Wirkt Ihr Gesicht weicher, sieht es jünger und frischer aus? Oder aber kommen Ihre Mimikfalten um Mund, Nase und Augen stärker heraus? Treten Pickel und Mitesser stärker hervor? Macht die Farbe Sie also älter? Lassen Sie sich Zeit. Befragen Sie Ihre Runde. Wägen Sie die Wirkung beider Farben mehrere Male gegeneinander ab.

Ihr Teint bestimmt Ihren Typ

Das Geheimnis, warum Sie mit der einen Farbe frisch und mit der anderen abgespannter aussehen, liegt im Grundton

Ihres Teints, der für die Auswertung ausschlaggebend ist. Einen goldenen, warmen Grundton haben Frühling und Herbst, einen kühlen, leicht bläulichen dagegen Sommer und Winter. Darüber hinaus entscheiden die Haar- und Augenfarbe über den Farbtyp. Darum ist es wichtig, daß Sie beim Farbvergleich Ihre natürliche Haarfarbe berücksichtigen, die bei gefärbten, gebleichten oder gesträhnten Haaren am besten im Nacken und am Scheitel zu sehen ist.

Sommer oder Winter?

Wenn Sie sich als Vertreterin der **kühlen Farbgruppe** erkannt haben, geht es jetzt darum, herauszubekommen, ob Sie ein Sommer oder ein Winter sind. Das können Sie mit schwarzen, hartweißen und wollweißen Stoffstücken am besten. Sehen Sie mit Schwarz und Weiß gut aus, sind Sie ein Winter. In diesem Fall finden Sie Ihre persönlichen Farben auf den Seiten 87 bis 89. Sehen Sie jedoch im Vergleich zwischen Hartweiß und Wollweiß mit letzterem gesünder aus, wirkt Ihre Haut weicher und glatter, so sind Sie eher ein Sommer. Ihre Farbskala wird auf den Seiten 81 bis 83 aufgeschlüsselt. Dann steht Ihnen mit Sicherheit auch Schwarz nicht gut zu Gesicht, bringt Linien und Hautunreinheiten uncharmant zu Tage. Bestätigung können Sie sich für diesen Eindruck holen, wenn Sie aus dem Stoffstapel Pastelle wie Puderrosa, zartes Mint und Babyblau zum Vergleich heranziehen. Für den Winter sind diese Pastelle zu langweilig und zu wenig intensiv (nicht zu verwechseln mit den noch helleren, frostigeren Eisfarben, die auch der Winter tragen kann!). Der Sommer wird dagegen mit diesen Pastelltönen umwerfend aussehen.

Frühling oder Herbst?

Wenn sich herausgestellt hat, daß Sie zur **warmen Farbgruppe** gehören, geht es nun um die Frage, ob Sie Frühling oder Herbst sind. Diese beiden Jahreszeiten unterscheiden sich in der Farbintensität: Während der Frühling mit den sanfteren,

*Suchen Sie eine weitere Bestätigung für Ihre Farbgruppe in Ihrem Kleiderschrank: Holen Sie Ihren **Lieblingspullover** heraus und ziehen Sie ihn an. Warum fühlen Sie sich darin besonders wohl? Steht Ihnen die Farbe vielleicht besonders gut zu Gesicht? Sehen Sie entspannt und erholt darin aus? Ist er von einer kühlen oder warmen Farbe?*

*Wenn Sie zwischen **Frühling** und **Herbst** schwanken: Im Unterschied zum Frühling hat der Herbst keine sogenannten roten Pfirsichbäckchen und sieht ohne Make-up blaß aus.*
*Wenn Sie unsicher sind, ob Sie ein **Sommer** oder **Winter** sind: Während das Weiß der Augäpfel beim Sommer eher cremeweiß ist, leuchtet es beim Winter hartweiß*

warmen Tönen am besten aussieht, stehen dem Herbst die intensiveren, warmen Nuancen hervorragend. Greifen Sie also zu einem Stück Filz in kräftigem Orange, wie es nur der Herbst tragen kann. Sehen Sie damit wirklich gut aus, ist die Sache klar und Sie blättern ganz schnell auf die Seiten 84 bis 86, wo die Farbskala für den Herbst erläutert wird. Steht Ihnen im Vergleich dazu aber ein Flamingorosa besser, weil das kräftige Orange Ihre Person eher in den Hintergrund drängt und überstrahlt, so sind Sie ein Frühling. Alle Farben, die Sie schöner machen, finden Sie ab der nächsten Spalte bis Seite 80.

Spannende, neue Farben

Viel Spaß bei der Entdeckungsreise durch Ihre (neue) Farbwelt. Begrüßen Sie alte Bekannte und lassen Sie sich Zeit beim Kennenlernen von neuen Unbekannten. Hüllen Sie sich nach und nach in ein neues Farbkleid und finden Sie dabei ein kleines, bisher unbekanntes Stück vom eigenen Ich.

Die Farben des Frühlings-Typs

Zart und zugleich lebhaft wie ein Frühlingsversprechen machen Sie als Frühlings-Frau Ihrer Jahreszeit alle Ehre. So natürlich, frisch und klar wie ein Märzmorgen leuchten Ihre Augen mit einem erstaunlichen Weiß um die Iris. So warm und golden wie die ersten Sonnenstrahlen nach einem langen Winter liegt ein Schimmer über Teint und Haar. Wenn Sie jetzt an die typischen Frühlingsboten wie gelbe Schlüsselblumen, violette Veilchen, frischgrüne Birkenblätter, rosafarbene Hyazinthen und das

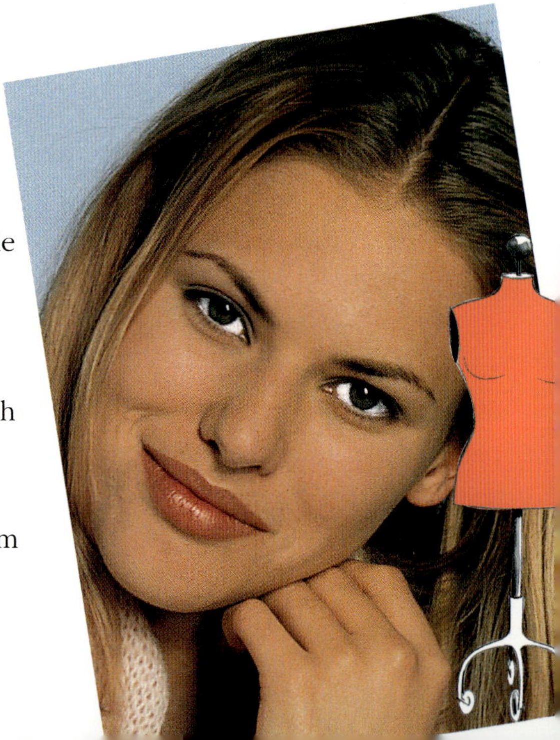

Eher hell ist die eigene Farbigkeit einer Frühlings-Frau, frisch wie Blüten im Morgentau ihre Ausstrahlung. Warm, hell und leuchtend sind die Farben, die diese Ausstrahlung am effektvollsten unterstreichen

Blau des Himmels denken, haben Sie bereits einen Teil Ihrer persönlichen Farbskala im Kopf.

Grundtendenz: Klar und warm sind die Schlüsselworte Ihrer Farbpalette. Die Ihnen zur Verfügung stehende Skala ist hell bis mittelhell, freundlich, extrovertiert und leuchtend.

Basisfarben: Als Neutraltöne für eine Kombigarderobe bieten sich ein warmes Graugrün sowie Camel an. Zwei seriöse Farben, die Sie vielseitig mit anderen Farben variieren können. Wer es heller mag, greift zu Wollweiß als Basisfarbe. Oder aber zum anderen Extrem: Auch ein sattes, jedoch nicht zu dunkles Schokoladenbraun ist eine äußerst schmeichelnde Farbe für die Frühlings-Frau.

Blautöne: Leuchtend und heiter sollen sie sein. So ist auch Ihr Ideal-Marineblau ein heller, klarer Ton. Darüber hinaus können Sie auch zu allen anderen Blauschattierungen greifen, so lange sie klar und höchstens von einer mittleren Stärke sind. Darunter fallen zum Beispiel ein Lapisblau, ein Veilchenviolett sowie ein warmer Fliederton. Weiterhin liegen Sie mit leuchtenden, warmen Aquamarin- und Türkistönen richtig.

Rottöne: Die Frühlings-Frau kann in einer Vielzahl von Rot- und Rosatönen schwelgen – sofern sie einen goldenen - Unterton haben. Die Skala reicht von Apricot, klarem Lachs- und Flamingorosa über Korallen- und Tomatenrot bis hin zu warmen, hellen Orangetönen wie Kürbisorange und Terrakotta.

Grüntöne: Pastellfarben und leuchtend sind Ihre Grüntöne, die alle einen Gelbstich aufweisen. Mai- und Lindgrün, Gelbgrün, Neon- und Moosgrün sind die wichtigsten Vertreter auf Ihrer Farbskala.

Gelbtöne: Sonnig und golden unterlegt auch diese Farbgruppe. Vanille, Pfirsich, Sonnengelb, Gelbbeige, Schlüsselblumengelb sowie die satteren Töne Mango und Antilopengelb stehen Ihnen wunderbar zu Gesicht.

Wußten Sie, daß …
… Sie in einer Kombination aus Nougat und Camel, Rosé und Hellgrau verbindlich auf Ihre Umgebung wirken?

*Übrigens: Wer sich ganz in **Grau** kleidet, verkauft sich als genialer Vermittler*

Grautöne: Denken Sie daran – klar und warm sind die Wortschlüssel zu Ihrer Farbenwelt. Das bestätigt sich auch bei den Grautönen: Am besten kommt Ihr Typ in klaren, gelbstichigen Graunuancen zur Geltung – möglichst hell und frisch.

Braun und Beige: Hier haben Sie im lichten Bereich Hellbeige, Eierschale, Gold. Goldbraun, ein goldgetöntes Camel und das erwähnte Schokoladenbraun runden die Skala ab.

TIP:

Frühlings-Typ

Die typischen Merkmale

Teint:
Zart und hell, mit gelbem oder goldenem Unterton, cremeweiß.

Haarfarbe:
Von hell- bis dunkelblond,im Alter grau, immer mit einem sanften Goldton.

Augen:
Sanft goldbraun, haselnußbraun, grün, intensiv blau, blautürkis oder grau. Häufig sind loh- oder topazfarbene bzw. goldbraune Flecken in der Iris. Auffällig ist die deutliche Trennung von Augenweiß und Iris.

Anti-Farben: Wenn Sie Kleidungsstücke in einer der hier aufgeführten Farben im Schrank finden, sollten Sie damit auf jeden Fall eine karitative Einrichtung beglücken. Denn Schwarz, Grau, blaurote Töne, hartes Weiß sowie gedämpfte Mauscheltöne sind nichts für die klare Frühlings-Frau, sie lassen sie entweder fahl oder alt aussehen. Oder sie drängen ihre Person durch zuviel Farbtiefe in den Hintergrund. Alles nicht gerade erstrebenswert – also hinweg mit diesen Farben aus Ihrem Schrank!

Schmuck: Wenn Sie gern Schmuck tragen, so lenken Sie Ihr Augenmerk auf Goldschmuck aus Gelb- und Rotgold. Wenn Steine Ihr Ein und Alles sind, suchen Sie nach hellem Bernstein und Jade, nach Türkisen und Saphiren. Oder Sie greifen zu Korallen- und Hornschmuck – natürlich als Imitation. Beim Kauf von Perlen sollten Sie zierliche Perlen in Silber- oder zarten Grautönen bevorzugen. Auch Rosé-Abstufungen können Sie gut tragen.

Die Farben des Sommer-Typs

Mit Ihrer fast transparenten Tonigkeit gleichen Sie als Sommer-Frau einer Landschaft, die an flirrenden Hitzetagen in der Ferne mit dem Horizont verschmilzt. Wie dieser Schleier von Hitzedunst, so liegt oft ein feiner, dämpfender Schleier über Haar und Teint, wirken die Augen der Sommer-Frau oft verhangen. Ihre Farben an sich sind bereits harmonisch, ohne erkennbare Kontraste. Ihre kühle und gedämpfte Erscheinung transportiert wie kein anderer Farbtyp eine Femininität von höchster Eleganz. Wenn Sie diese Gaben der Natur geschickt unterstreichen, wird man Sie in Gedanken mit so wunderbaren Dingen wie dem königsblauen Augusthimmel über Griechenland oder blühenden Gladiolen und Heckenrosen in Verbindung bringen.

Grundtendenz: Das gekonnte Zusammenspiel der Farben Ihrer Skala, die Harmonie subtiler Farbkombinationen ist das Erfolgsgeheimnis einer typgerecht gekleideten Sommer-Frau. Kühle, sanfte Töne, gedämpfte Nuancen mit einem leichten Graustich verleihen Ihnen dezente Eleganz.

Basisfarben: Sie haben die Wahl zwischen einigen Blautönen wie rauchigem Marineblau, hellem Blaugrau sowie Taubenblau auf der einen Seite und Farben aus der Braunskala wie Rosa- und

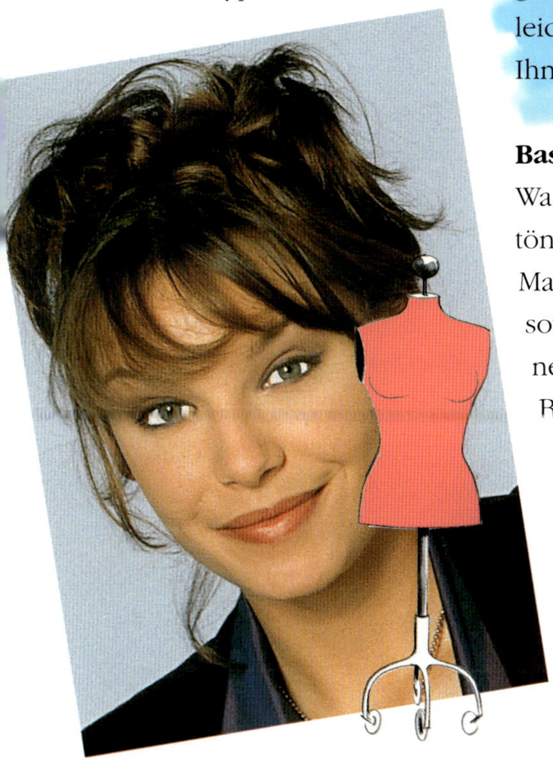

Gedämpft und ohne Kontraste präsentiert sich die Sommer-Frau. Ihre Schönheit kommt am besten mit Farben zur Geltung, die diese tonige Anmutung leicht unterstreichen

Kakaobraun sowie Rosabeige auf der anderen Seite. Für Basisteile sind alle Töne gleichermaßen geeignet, da sie sich mit entsprechenden Farbpartnern zu harmonischen Kombigarderoben ausbauen lassen.

Blautöne: Sicher haben Sie Ihren Schrank intuitiv bereits mit Blau in allen Variationen gefüllt. In der Tat liegt hier der Farbschwerpunkt der Sommer-Frau. Achten Sie nur darauf, daß die Blautöne nicht zu sehr leuchten, eben immer mit dem erwähnten leichten Grauschleier abgemildert werden. Gut tragen können Sie neben den unter den Basistönen erwähnten Farben Rauchblau, Babyblau, zartes Mint, Aquamarin- und Lagunenblau, Himmel- und Königsblau sowie Flieder, Pflaumenblau und Violett.

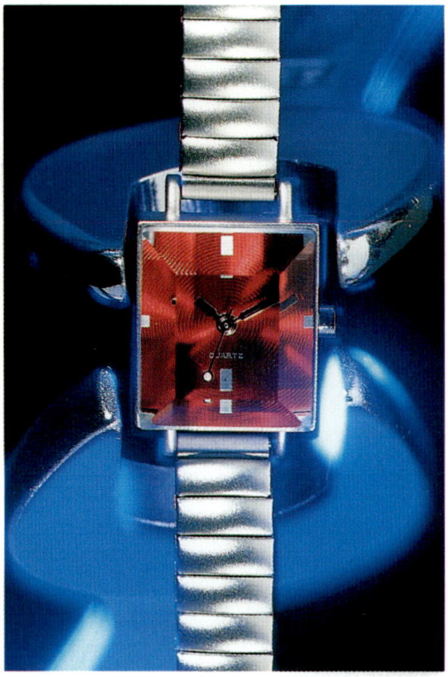

Kühl sollte die Anmutung Ihrer Schmuckstücke sein, wenn Sie eine Sommer-Frau sind. Das Zusammenspiel von Silber und Blau, wie bei der abgebildeten Armbanduhr, ist ein Paradebeispiel dafür

TIP:

Sommer-Typ

Die typischen Merkmale

Teint:
Zart und rosig mit bläulichem Unterton, oft fast transparent. Sommersprossen sind immer graubraun.

Haarfarbe:
Von superblond bis dunkelbraun – immer mit einem aschfarbenen Grundton.

Augen:
Auffällig häufig sind »gemischte« Augenfarben wie Blau mit dunklem Rand, Graublau, Grünblau – alle mit einem cremefarbenen Weiß des Augapfels. Seltener: Graubraun oder Braun gesprenkelt.

Rottöne: Blaustichiges herrscht hier vor und kann von der Sommer-Frau sowohl in klaren als auch gedämpften Nuancen getragen werden. Melonen- und Himbeerrot stehen Ihnen ebensogut wie Kirsch- und

Weinrot. Was Ihre Rosatöne angeht, so sind auch sie blaustichig. Die Auswahl reicht vom hellen Eisrosa über Pink bis hin zu Altrosa und gedecktem Lila.

Grüntöne: Wie die Rottöne, so können Sie auch Ihre persönlichen Grünnuancen an ihrem Blaustich erkennen: von Türkisgrün und Efeu über das rauchige Tannengrün bis zum fast schon zur Blauskala gehörigen Petrol.

Gelbtöne: Hier hat die Sommer-Frau keine große Auswahl. Lediglich Zitronengelb steht ihr zur Verfügung und sein etwas dunklerer Verwandter. Auf keinen Fall sollte Ihr Gelb einen goldenen Unterton haben.

Anti-Farben: Wenn Sie in Ihrem Schrank eine der nachfolgend aufgeführten Farben finden sollten, entledigen Sie sich ihrer am besten ganz schnell. Wenn sich nichts davon in Ihre Töne einfärben läßt, freut sich vielleicht Ihre beste Freundin darüber. Fahnden Sie nach allen warmen Tönen sowie allen grellen Farben wie z. B. Orange. Darüber hinaus haben hartes Weiß und Schwarz nichts in Ihrem Schrank zu suchen.

Schmuck: Um Ihre feminin-kühle Eleganz zu unterstreichen, sollten Sie als Sommer-Frau unter den Edellmetallen Silber, mattes Altsilber, Weißgold und Platin auswählen. Milchige Opale werden Ihrem zarten Teint neben Aquamarinen am ehesten gerecht. Aber auch dunkle Rubine und Granatschmuck können Sie gut tragen. Auf alle Regenbogenfarben, die eine Perlmuttmuschel in ihrer Schale haben kann, sollten Sie beim Perlenkauf sehen. Darüber hinaus passen auch grünliche Rosétöne zu Ihrem Hautton.

Wußten Sie, daß …
*… **Pastellfarben** optisch kleiner machen, sie jedoch im Mix mit kräftigen Farben strecken?*

Mattes Silber für Ketten und Ringe unterstreicht den eleganten Charakter des Sommer-Typs. Für einen harmonischen Gesamteindruck sollten Sie die Schmuckstücke im Stil aufeinander abstimmen

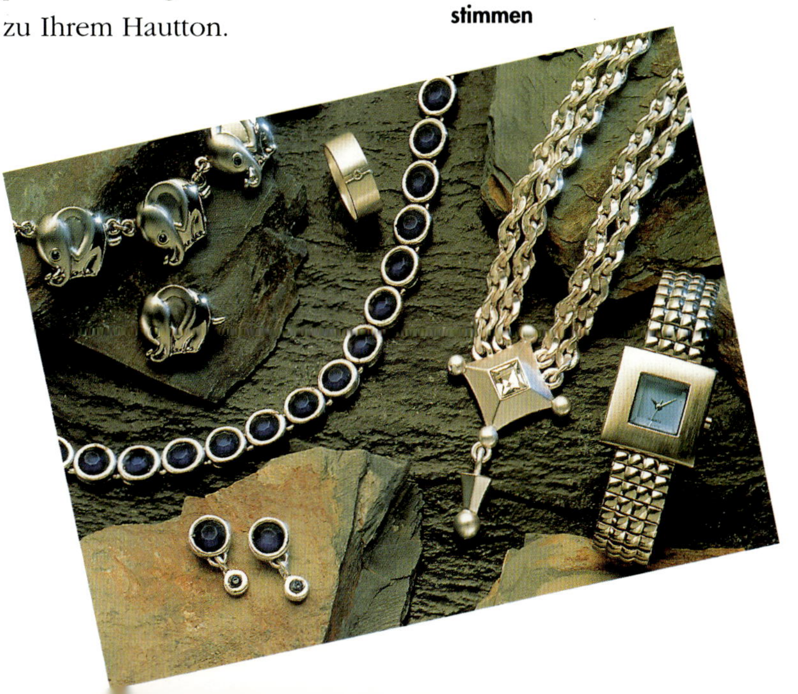

Wußten Sie, daß …
*… Sie **Braun** in Situationen tragen sollten, in denen Sie nicht schon alle Ihre Trümpfe ausspielen möchten? Also in Situationen, in denen Sie es vorziehen, von anderen eher unterschätzt und für harmlos gehalten zu werden*

Die Farben des Herbst-Typs

Weiblich, warm und sinnlich sind Sie, ein Prachtweib in satter Farbigkeit! Als Herbst-Frau können Sie sich in diesem kostbaren Naturgeschenk zufrieden sonnen. Sie leuchten mit der intensiven Farbskala Ihrer Jahreszeit um die Wette. Und strahlen eine Wärme aus, die an goldene Oktobertage erinnert. Sie tragen die glühende Farbfülle der Herbstfrüchte bereits in sich. Voll und reich sind Ihre Farben, die Anleihen bei Kastanien und Hagebutten nehmen, bei Studentenblumen und Dahlien, vor allem aber beim bunten Kaleidoskop des Blätterwerks im Spätjahr.

TIP:

Herbst-Typ

Die typischen Merkmale

Teint:
Pfirsichzart und blaß oder aber von einem intensiven Goldbeige- bzw. Goldbronze-Ton. Oft mit Sommersprossen.

Haarfarbe:
Von honig- über rotblond und kupferrot bis hin zu kastanienbraun. Charakteristisch dabei: der Stich ins Rote oder Goldene.

Augen:
Topaz- bis dunkelbraun oder warmes Grün. Typisch sind goldene Pünktchen in der Iris.

Grundtendenz: Gewürz- und Erdfarben könnte der Oberbegriff Ihrer Farbpalette sein. Golden und warm sind die Untertöne Ihrer Farben, die sowohl klare als auch gedämpfte Nuancen beeinhalten. Sie können sich eine starke Farbintensität leisten, sehen in mittelstarken Tönen jedoch genauso gut aus. Das Einmalige Ihrer Skala liegt im Miteinander von kraftvollen, dunklen Farbtönen und ineinander übergehenden, sich ergänzenden Nuancen.

Basisfarben: Für Kleidungsstücke, die Sie häufig tragen und somit gern mit möglichst vielen Farben variieren, die darüber hinaus auch für den Berufsalltag einen seriösen Anstrich haben sollten, bieten sich neutrale Beige-Braun-Töne wie Camel, Champagner, Mahagoni und Schokoladen-

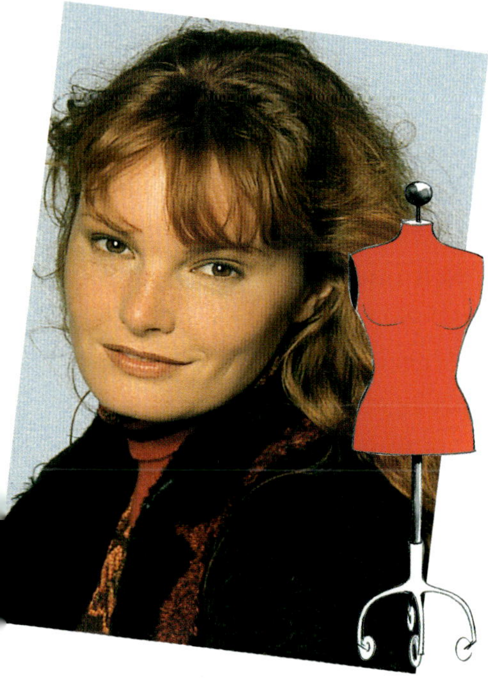

Leuchtend und warm das Kolorit der Herbst-Frau. Nichts unterstreicht ihre eigene Farbigkeit besser als eine Anleihe bei Feld, Wald und Flur im Spätjahr

braun an. Aber auch Marineblau oder Olivgrün sind passende Farben für Basisstücke.

Blautöne: Marineblau ist einer der Blautöne, die Sie tragen sollten. Seegrün beziehungsweise türkisfarben sollte es schimmern, also eher ein petrolfarbenes Marineblau sein. Apropos Petrol: Diesen Ton können Sie in jeder Intensität tragen. Ebenso wie gedämpfte, ins Gelbliche spielende Türkistöne. Sehr gut wirken Sie auch in einem dunklen Lapislazuliblau und in einem warmen Violett.

Rottöne: Orange bildet die Basis für Ihre vorteilhaftesten Rottöne, die alle entweder einen Gelbstich haben oder ins Bräunliche spielen. So sehen Orangerot, dunkles Tomatenrot, Zinnoberrot, Terracotta und Rostrot prächtig an Ihnen aus. Zum helleren hin erweitert sich Ihre Rotgruppe um ein Lachsrosa und ein kräftiges Apricot.

Grüntöne: Wegweiser ist auch hier der goldene Unterton. Nahezu jedes Grün mit diesem Kick wird Ihren Teint ins rechte Licht rücken: Von Flaschen- über Jade- bis hin zu Oliv- und Lodengrün können Sie nichts verkehrt machen. Selbst Khaki, eine schwierige Farbe, können Sie als Herbst-Frau gut tragen. Einen wirklich großartigen Treffer erzielen Sie mit einem hellen Graugrün.

Gelbtöne: Warm und satt sind Ihre Gelb- und Goldnuancen. Von Gelbbeige über Goldgelb bis hin zu Senf, Maisgelb und Kürbisgelb haben Sie die Wahl.

Braun- und Beigetöne: Auch auf dieser Skala können Sie sich relativ ungeniert bewegen. Sie beginnt mit Cremeweiß, dem Weiß der Herbst-Frau. Eierschale – ein gelbliches Weiß -, Champagner, Camel und Naturbraun setzen die Reihe fort. Ergänzt von erdigen und warmen Brauntönen wie Schokoladenbraun, Mahagoni, Kaffee- und Goldbraun. Bronze grenzt den Braunreigen gegen Grün ab.

Eine gefüllte Schatztruhe ist ein wunderbares Kapital für die Herbst-Frau. Sie kann sich großzügig mit prächtigen Steinen und Goldschmuck behängen, ohne protzig zu wirken

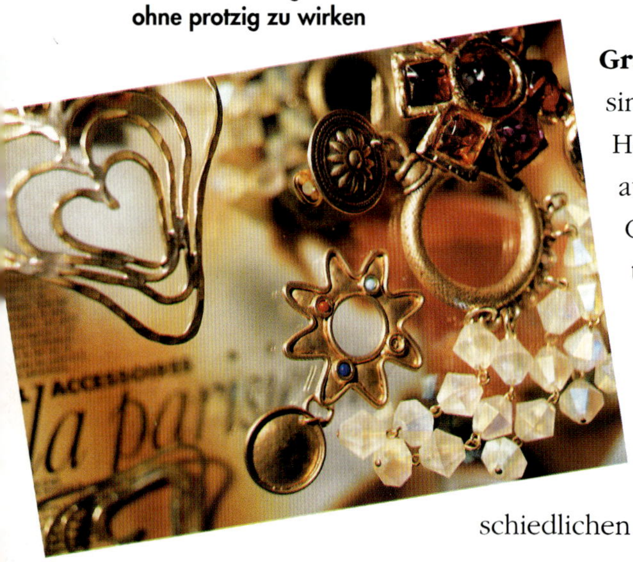

Grautöne: Die sind für die Herbst-Frau bis auf ein warmes Grau(-Beige) tabu. Ersatz bietet auf Ihrer Skala das graustichige Kaffeebraun in unterschiedlichen Tönungen.

Anti-Farben: Einigen Farben sollten Sie unter den neuen Vorzeichen die Aufenthaltsgenehmigung in Ihrem Kleiderschrank aberkennen. Dazu gehören alles Schwarze und rein Weiße, Pink- und Pastelltöne sowie alle kühlen und schrillen Farben mit bläulichem Unterton.

Schmuck: Hier darf sich die Herbst-Frau richtig austoben. Greifen Sie lustvoll zu Rot- und Gelbgold sowie zu Kupfer.
Mit Steinen wie gelbgrüner Jade, dunklem Bernstein, Achat, Topas und Korallen (als Imitat) unterstreichen Sie Ihr natürliches, warmes Kolorit. Keiner kann darüber hinaus archaisch wirkende Schmuckstücke aus Materialien wie Holz und Leder so gut tragen wie Sie. Egal, auf welche Schmuckart Sie ein Auge geworfen haben – nehmen Sie ruhig reichlich davon. Die Herbst-Frau sieht selbst mit einer Anhäufung ausgefallener, funkelnder Schmuckstücke oder mit Folkloristisch-Verspieltem nicht überladen aus. Wenn Sie Perlen lieben, schauen Sie nach champagner- und cremefarbenen sowie nach Schmuckstücken, in denen Perlen mit goldenen Zwischenteilen kombiniert sind. Perlen mit einem Grünstich kommen auf nackter Haut getragen am schönsten zur Geltung.

Die Farben des Winter-Typs

Sie sind eine Frau, die man nicht so schnell übersieht. Kontrastreich und ausdrucksstark ist das Zusammenspiel von Augen, Haut und Haar, das die Natur Ihnen mit auf den Weg gegeben hat. In Anlehnung an Ihre Jahreszeit werden die Phantasievollen unter Ihren Mitmenschen Sie als einen erfrischenden Hauch klarer Winterluft in Erinnerung behalten, bei Ihrem Anblick an den eisig-zarten Schimmer frisch gefallenen Schnees denken oder an einen geheimnisvoll-dunklen Tannenwald. Auf jeden Fall wird Ihre dramatische Erscheinung niemanden kaltlassen.

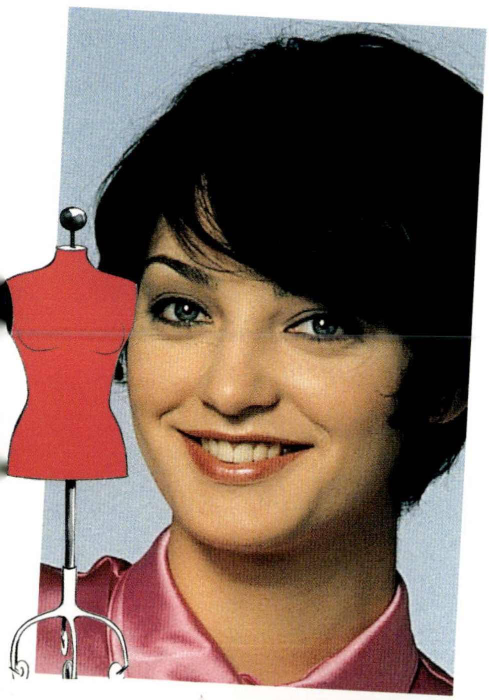

Grundtendenz: Ihre persönlichen Farben bleiben im Bild des Winters, um diesen umwerfenden Eindruck zu unterstreichen. Neben einer sehr hellen, frostigen Skala stehen Ihnen eine Vielzahl von dunklen und intensiven Farben zur Verfügung. Klar und lebhaft ist der Gesamteindruck. Viele Ihrer Farb-Favoriten haben einen bläulichen Unterton.

Basisfarben: Auf eine wunderbare Allround-Farbe, nämlich Schwarz, hat der Winter-Typ ein Monopol. Was nicht heißt, daß Sie sich – zumal man immer sagt, daß Schwarz schlank mache – nun von Kopf bis Fuß darin einhüllen sollten! Denken Sie daran, daß der Reiz Ihrer Idealfarben im kontrastreichen Kombinieren liegt. Darum gleich zur nächsten Basisfarbe: Weiß. Zusammen ein tolles Farb-Duo

Schneewittchen oder Carmen – als Winter-Frau beeindrucken Sie mit Ihrer kontrastreichen Erscheinung. Die Sie nach Herzenslust für dramatische Auftritte einsetzen können!

für Sie. Wunderbare Alternativen als Basisfarben für Hosenanzüge und Kostüme sind Marineblau und dunkles Tannengrün.

Blautöne: Neben dem erwähnten umwerfenden Marineblau liegen Sie auch mit Königsblau, einem kräftigen Türkis und Lagunenblau richtig. Auch Violett und Veilchenblau sollten zu Ihren Lieblingen gehören. All diesen Farben gemein ist die leuchtende Farbtiefe. Als helle Variante steht Ihnen auch Eisblau.

Wußten Sie, daß …
*… **starke Farbkontraste** in einem Outfit (zum Beispiel Weiß zu Marine, Weiß zu Schwarz, Rot zu Schwarz) Sie seriös und autoritär wirken lassen?*

TIP:

Winter-Typ

Die typischen Merkmale

Teint:
Wunderbar weiß wie Schneewittchen oder fast südländisch olivbeige à la Carmen. Außerdem möglich: ein kühles, sehr helles Beige.

Haarfarbe:
Von hell- über kastanien- bis dunkelbraun, schwarz, im Alter silbergrau oder graumeliert.

Augen:
Dunkel- oder haselnußbraun, olivgrün, grau- bis dunkelblau bis hin zu violettstichigem Blau. Typisch ist das sehr klare Augenweiß.

Wußten Sie, daß …
*… **Rot** desto aggressiver wirkt, je mehr es nach Gelb tendiert?*
*… **Orange** das beste Rezept für Morgenmuffel gegen das Muffeln ist?*
*… **Rosa** mitleiderregend wirkt?*

Rottöne: Oft mit bläulichem Unterton präsentieren sich die Rot-Abstufungen für Ihren Typ. Kardinalrot, Himbeerrot und Klatschmohn sind die leuchtenden Vertreter. Zum Helleren hin wird die Skala durch Shocking Pink und zartes Eisviolett sowie Eisrosa ergänzt. Zum Dunkleren runden ein blaustichiges Weinrot und Aubergine die Skala ab.

Grüntöne: Auf Smaragdgrün, sattes Jadegrün und Tannengrün können Sie aus dieser Farbgruppe zurückgreifen. Sollten Sie bei der Definition Tannengrün ins Schleudern kommen, so achten Sie einfach darauf, daß dieses dunkle Grün für Sie als Winter-Typ einen bläulichen Stich haben und nicht ins Gelbliche abrutschen darf.

Gelbtöne: Wenn Sie diese Farbe mögen, ist die Auswahl recht klein. Nur zwei wirklich klare Vertreter, nämlich ein sehr helles Eisgelb sowie ein leuchtendes Zitronengelb kleiden Sie gut.

Grautöne: Es wird Sie nicht überraschen – auch hier ist der eisige Grauton für Sie genau richtig. Von dieser lichten Nuance können Sie jedoch alle dunkleren Abstufungen bis hin zum Anthrazit ebenfalls tragen. Wichtig ist nur, daß die Töne klar sind und nicht ins Mauschelige mit Gelb- oder Blaustich abrutschen. Doch, Sie haben richtig gelesen: Ihr Grau sollte keinen Blaustich haben wie viele Ihrer anderen Idealfarben. Es sei denn, Sie haben graue Haare, dann stehen Ihnen auch diese Nuancen zur Verfügung.

Beige: Ein Kapitel für sich und eigentlich nicht auf Ihrer Skala. Es gibt jedoch einige Nuancen, die zwischen Grau und Beige liegen, ein Taupe etwa, ein Steingrau, ein warmes Grau (also eigentlich eher Grautöne!), die Sie auch als Winter-Typ tragen können. Auf keinen Fall dürfen sie ins Bräunliche gehen.

Anti-Farben: Nun für Sie noch eine kleine Negativ-Liste für den Fall, daß Sie sich jahrelang zu einer Farbe hingezogen gefühlt haben, die bei den oben erwähnten nicht genannt wurde. Folgende Töne sollten Sie unbedingt meiden: verschwommene und gedämpfte Töne, Pastelltöne, Orange und Braun. Als sehr hellhäutiger Winter-Typ sollten Sie außerdem Hartweiß meiden und durch Cremeweiß ersetzen.

Schmuck: Kühl und aufregend wie Ihre Erscheinung sollten auch Ihre Schmuckstücke sein. Greifen Sie zu Edelmetallen wie Silber, Platin und Weißgold. Wenn Sie eine Vorliebe für Steine haben, so strahlen Straß und Diamanten mit Ihrer Ausstrahlung um die Wette. Wer es bunt mag, sollte unter Rubinen, Smaragden und Saphiren seine Wunschmodelle suchen. Die Perlen-Liebhaberinnen unter Ihnen bringen Teint und Haar mit sanftweißen Perlen am schönsten zur Geltung, die auch einen Hauch von Pink haben können. Sowie mit Perlen in bläulichgrünen Farbschattierungen.

Silber und Platin sowie Steine, die transparent oder weiß funkeln, sind die Materialien, aus denen die Ideal-Schmuckstücke der dramatischen Winter-Frau bestehen sollten

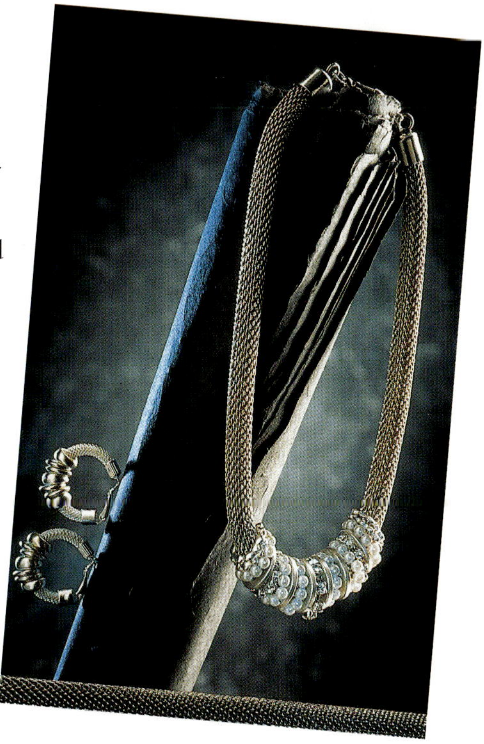

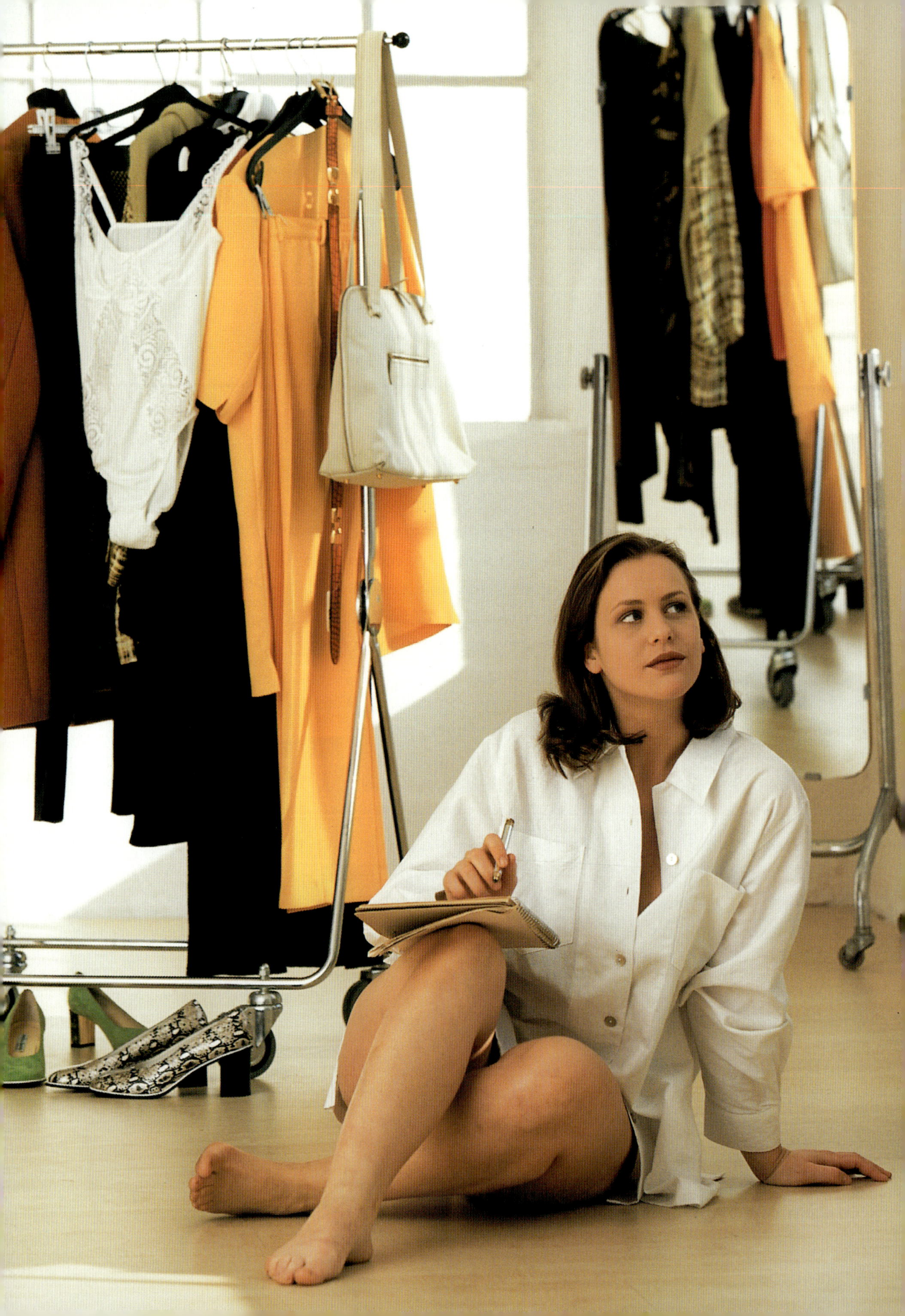

KAPITEL 6

DER KLEIDERSCHRANK

VON DER »KLEIDERSAMMLUNG« ZUR BASISGARDEROBE

Jetzt wird es ernst: Arbeit kommt auf Sie zu! Alles, was Sie bis jetzt über Ihre ideale Silhouette, die passenden Accessoires und Ihre günstigsten Farben erfahren haben, gilt es nun in die Tat umzusetzen. Damit Sie nicht länger ratlos vor dem Kleiderschrank sitzen – machen Sie ihn auf und schaffen Sie nach den neuesten Erkenntnissen Ordnung. Wie? Das erfahren Sie auf den nächsten Seiten: Lesen Sie, wovon Sie sich trennen sollten. Was Ihre Lieblingsstücke über Ihren persönlichen Stil verraten. Wie Sie Ihre Basisgarderobe aufbauen können. Sie werden staunen: Es wird weniger im Schrank sein – und Sie werden trotzdem mehr zum Anziehen haben. Sie werden befreit aufatmen, anstatt jeden Morgen ein verzweifeltes »Was soll ich bloß anziehen?!?« auszustoßen – den Urschrei der Frau, seit sie mehr als einen Lendenschurz trägt.

Ein übersichtlich gestalteter Kleiderschrank ist Bedingung für einen gelungenen Neustart

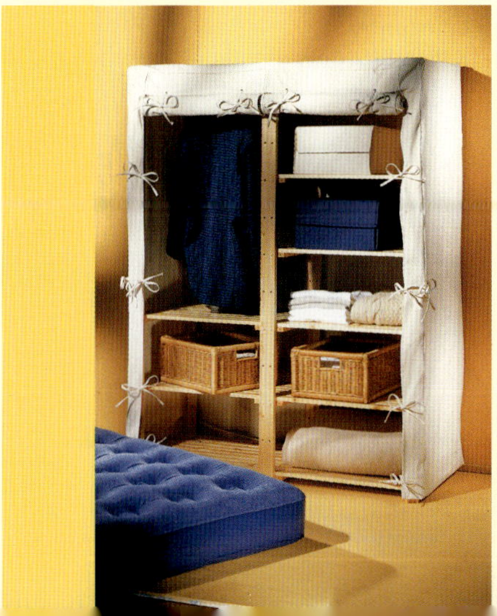

Gehen Sie nie mehr ohne! Ohne einen Zettel in Ihrem Portemonnaie, wo Sie die Dinge notiert haben, die Ihnen wirklich zur Ergänzung Ihrer Basisgarderobe noch fehlen

Wer bin ich?

Eine wichtige Frage, die Sie sich stellen sollten, bevor Sie in Aufräumlaune über Ihren Kleiderschrank herfallen. Weil sich in ihm wahrscheinlich einige Dinge befinden, die weder zu den Orten passen, an denen Sie sich aufhalten, noch zu den Dingen, die Sie tun. Kleidungsstücke, die nicht Teil Ihres Lebensstils sind. Wenn Sie sich beispielsweise neben Ihrer eigenen Person noch um Ihren Mann, zwei Kinder, Hund und Haushalt sowie den Garten kümmern, abends gern vor dem Kamin sitzen und sich in Ihrem Kleiderschrank als Kernstück eine stolze Sammlung von Abend- und Cocktailmode behauptet, dann stimmt irgend etwas nicht. Ebensowenig sind Sie ideal bestückt, wenn neben farbenfrohen Sweatshirt-Stapeln Jeans, Windjacken, Parkas und rustikale Lederjacken von Ihrer Vorliebe für Sportlich-Lässiges zeugen, Sie aber zwei Drittel Ihres Lebens damit zubringen, in einer großen Firma an einer noch größeren Karriere zu basteln.

Kleidungsstücke vielseitig einsetzen: Erkennen Sie die Vorteile eines klassischen, dunklen Blazers! Geben Sie ihm nicht nur immer wieder andere Styling-Partner, sondern verwandeln Sie ihn darüber hinaus beispielsweise mit einem abnehmbaren Plüschkragen

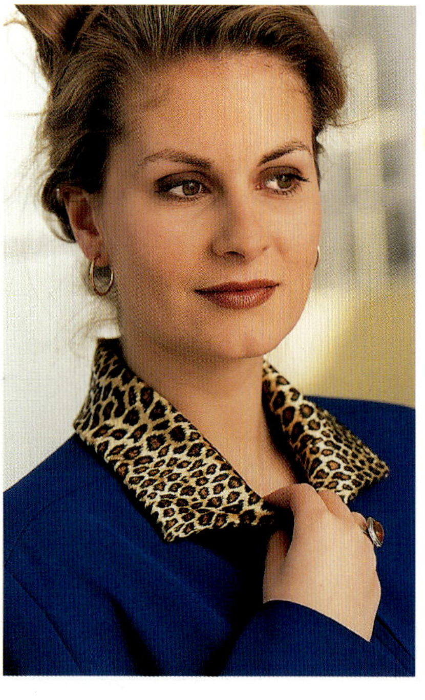

Beobachten Sie sich selbst!

Nach Ihrer Aufräumaktion sollte sich Ihr Lifestyle in Ihrem Kleiderschrank niederschlagen, sollten Ihre Bedürfnisse mit Ihrer Kleidung übereinstimmen. Und diese Bedürfnisse gilt es herauszufinden. Wie? Ganz einfach – mit Papier und Bleistift, ein wenig Zeit und schonungsloser Ehrlichkeit sich selbst gegenüber. Der Einfachheit halber finden Sie rechts eine Tabelle, an der Sie sich orientieren, beziehungsweise

Mein persönlicher Kleider-Monat

	Büro/ berufl. Reisen	Familie/ Haushalt	Freizeit	Sport	Ausgehen
Montag					
Dienstag					
Mittwoch					
Donnerstag					
Freitag					
Wochenende					
Wochenende					
Montag					
Dienstag					
Mittwoch					
Donnerstag					
Freitag					
Wochenende					
Wochenende					
Montag					
Dienstag					
Mittwoch					
Donnerstag					
Freitag					
Wochenende					
Wochenende					
Montag					
Dienstag					
Mittwoch					
Donnerstag					
Freitag					
Wochenende					
Wochenende					
Montag					
Dienstag					
Summe Std.	Std.	Std.	Std.	Std.	= ca. 435 Stunden

Wußten Sie, daß ...
... ein Rock ohne passende Jacke immer kürzer wirkt als mit?

*Augen auf beim **Blazerkauf!** Knöpfen Sie Jacken beim Anprobieren immer zu. Bilden sich im Rücken Falten, liegt es vielleicht an Hängeschultern. Dem kann man mit anderen Polstern abhelfen. Haben die Ärmel diagonale Schrägzüge, sind sie entweder schlecht eingenäht oder zu eng. Suchen Sie lieber ein anderes Modell!*

in die Sie Ihre persönliche Stundenaufteilung eintragen können. Zählen Sie zusammen, wie viele Stunden Sie mit Ihrem Job, Ihrer Familie, beim Sport, mit Ausgehen, auf Reisen zubringen. Wieviel Zeit Sie also sportlich-leger, im Business-Look oder eventuell in Ihrer Berufsuniform (Hotel- und Gaststättengewerbe, Pflegeberufe, öffentlicher Dienst), im Abend-Outfit oder Sportdress verbringen.

Übrigens: Wenn Ihnen der Monatsplan zu klein ist, können Sie ihn entsprechend größer fotokopieren.

Basis für die Tabelle ist ein Durchschnitts-Monat mit 22 Wochentagen und je 4 Samstagen und Sonntagen. Nach Abzug von je 8 Stunden Schlaf und je 1,5 Stunden zwischen Bett und Frühstück bleiben 435 Stunden, während denen Sie Kleidung irgendeiner Art tragen. Natürlich kann das nur ein Mittel sein, das sich – abhängig von Ihrem persönlichen Lebensrhythmus – verschiebt. Wenn Sie die einzelnen Stundenzahlen errechnet und in die Tabelle eingetragen haben, kommt die Stunde der Wahrheit: Sind die Aktivitäten, mit denen Sie die meiste Zeit verbringen, auch die, für die die meisten Sachen in Ihrem Schrank hängen? Nein? Dann befinden Sie sich wenigstens in bester Gesellschaft, denn kaum einer von uns nutzt wirklich mehr als 30 Prozent seiner Kleidungsstücke regelmäßig. Der Rest sind hartnäckige Schrankhüter, für die uns die tollsten Ausreden einfallen, um sie hängenzulassen: Von »Paßt bestimmt bald wieder« über »War doch zu teuer, um es jetzt zu entsorgen« bis »Hab' ich doch nur zweimal angehabt«

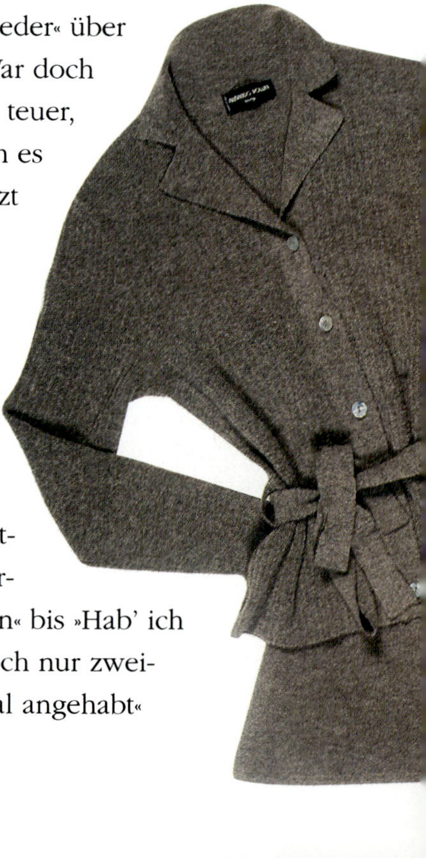

(eben!) reichen die Ausflüchte. Schluß damit und angefangen mit der Räumungsaktion! Sie werden staunen, wieviel Spaß Sie danach wieder beim morgendlichen Griff in den Schrank haben.

Kein Platz für Eintagsfliegen

Ein verregnetes Wochenende ist ideal, um den Schrank aufzumachen und die Ärmel hochzukrempeln. Wenn Sie eine wohlmeinende Freundin an Ihrer Seite haben, könnte sie hilfreich sein. Starten Sie die Aktion bei Tageslicht und haben Sie auf jeden Fall einen Spiegel neben sich, in dem Sie sich von Kopf bis Fuß sehen können.

Trennen sollten Sie sich von:

- Kleidungsstücken, die nach Lektüre von Kapitel 5 nicht zu Ihrem Farbtyp gehören,
- allem, was Ihnen nicht paßt (wollen Sie sich jeden Morgen ärgern, daß Sie an Ihrem apricotfarbenen Blazer die Knöpfe nicht mehr zu bekommen?),
- Modellen, die Sie nicht öfter als zweimal im Jahr tragen (ausgenommen sind saisonbedingte Kleidungsstücke wie Skisachen und Badeanzüge sowie Abendmode – in Maßen!).

Hopp oder top

Bevor Sie die aussortierten Sachen endgültig verbannen, sollten Sie die Modelle, die Sie so gut wie nie angehabt haben, noch einmal gründlich unter die Lupe nehmen und sie in offensichtliche Fehlkäufe und Mißgriffe auf der einen Seite und eigentlich tragbare Teile mit kleinen Änderungsbedürfnissen

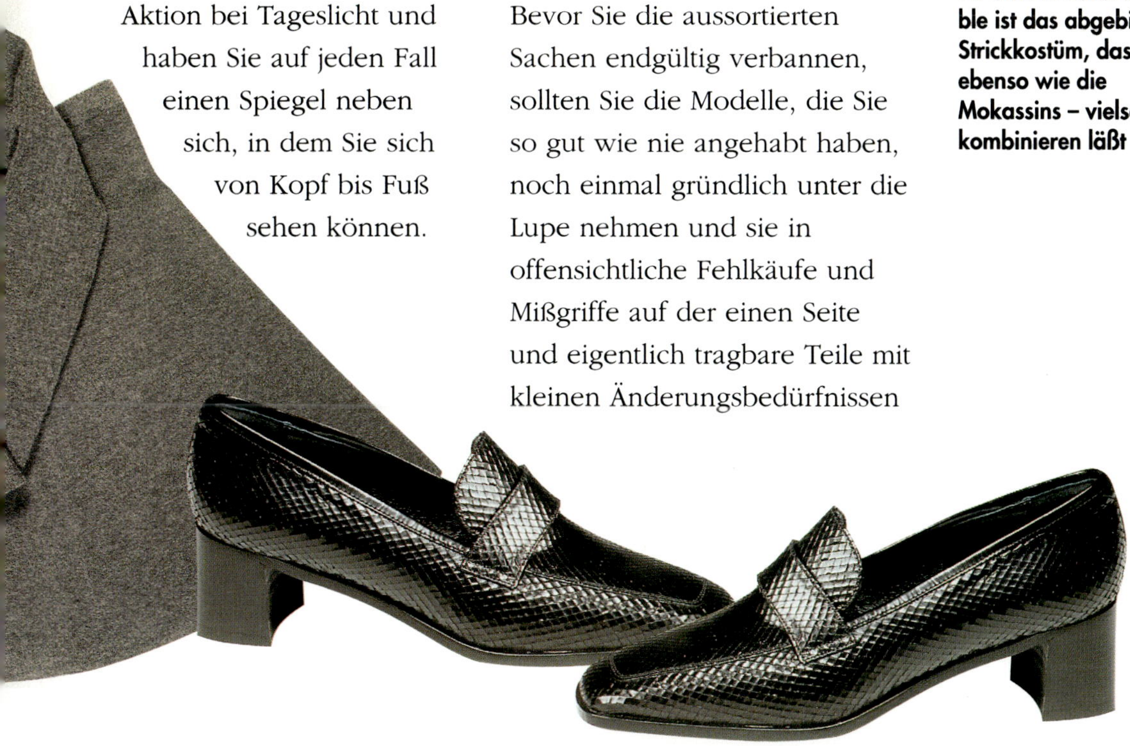

Modelle aus Feinstrick – Zwei- oder Mehrteiler – sind ein unverzichtbarer Bestandteil jeder Basisgarderobe. Damit Sie sie das ganze Jahr über tragen können, sollten Sie zu Mischungen aus Baumwolle/Wolle oder Baumwolle/Cashmere oder Viskose/Wolle greifen. Ein gutes Beispiel für ein Allround-Ensemble ist das abgebildete Strickkostüm, das sich – ebenso wie die Mokassins – vielseitig kombinieren läßt

*Achtung bei **Kunstlicht** und bräunlich gefärbten Spiegeln in Ihrer Lieblingsboutique! Sie könnten Sie in die Irre und zum Kauf von Modellen führen, die Ihnen bei Tageslicht oder in Ihren eigenen vier Wänden nicht mehr annähernd so gut zu Gesicht stehen wie vorher im Geschäft. Also die Teile entweder zur Auswahl mitnehmen oder vor die Tür gehen*

auf der anderen Seite teilen. War das Modell eigentlich immer unbequem, der Farbton zu schreiend, der Schnitt zu flippig, das Muster zu groß? Das sind Fehlkäufe, die Sie weggeben sollten. Oder hat nur nie etwas dazu gepaßt, war der Jackenkragen zu groß, der Aufschlag an der Hose irgendwie unvorteilhaft, der Knopf am Blazer häßlich? Ab damit zur Änderungsschneiderei: Lassen Sie einen anderen Kragen montieren, tauschen Sie selbst die Knöpfe aus – aus diesen Modellen könnten bei gutem Sitz und richtiger Farbe Lieblingsstücke werden. Zu Teilen, die farblich in Ihre Skala passen, Ihnen gefallen, aber nie einen Partner in Ihrem Schrank gefunden haben, kommen wir weiter unten noch.

Mit den aussortierten Sachen können Sie entweder Ihre Freundin, einen Second-Hand-Laden oder die nächste Kleidersammlung beglücken. Aber bringen Sie sie nicht einfach ein Stockwerk höher auf den Dachboden ins Zwischenlager. Einmal dort, sind Kleidungsstücke erfahrungsgemäß aus den Augen, aus dem Sinn und hätten genausogut gleich entsorgt werden können.

Auf der Suche nach Ihrem Stil

Was Ihnen im Schrank verblieben ist – ich hoffe, Sie waren gründlich und der Rest ist überschaubar! – wird nach Farben sortiert und dabei einzeln genau in Augenschein genommen. Überlegen Sie, warum Sie an diesen verbliebenen Stücken bisher soviel Freude hatten, warum sie so häufig zum Einsatz kamen, Ihnen Komplimente eingebracht und Sicherheit verliehen haben. Überlegen Sie, ob die Farbe Ihnen schmeichelt, sich der Stoff traumhaft auf der Haut anfühlt,

TIP:

Auch Materialien haben ihre Saison

	zur Seite legen im	*herausholen im*
Stroh-Accessoires	**September**	**Juni**
Weiße Schuhe	**September**	**Mai**
Dunkle Strümpfe	**Mai**	**September**
Leinen	**September**	**Mai**

das Modell einfach zu fast allem paßt. Diese Teile erzählen Ihnen etwas über Ihren eigenen, persönlichen Stil, den jede Frau selbst erkennen und entwickeln muß und den sie früher oder später instinktiv findet. Suchen Sie bei den übriggebliebenen Teilen nach Gemeinsamkeiten. Haben sie vielleicht alle die gleiche Silhouette, den gleichen Stil – das heißt, sind sie alle klassisch, verspielt, feminin, streng? Sind sie alle aus einer Farbgruppe? Der Gemeinsamkeit, die Sie finden, sollten Sie größte Aufmerksamkeit schenken, und sie bei Ihren nächsten Kleiderkäufen berücksichtigen, denn dieser rote Faden ist Ihr persönlicher Stil!

Stunde Null im Kleiderschrank

Nachdem Sie nun alles ausgedünnt haben, stellen Sie mit Sicherheit Lücken fest, die Sie als ersten Schritt elegant auffüllen können: indem Sie nämlich das, was noch hängt und liegt, optimal nutzen – optimal im Hinblick auf Ihren persönlichen Tagesablauf, Ihren Lebensstil, den Sie anhand der Tabelle von Seite 93 für sich ermittelt haben. Nehmen Sie Blazer, Röcke, Hosen, Kleider und suchen Sie nach geeigneten Partnern im Schrank. Ziehen Sie alle denkbaren Kombinationen vor dem Spiegel an, um die Proportionen zu sehen: Paßt der Blazer vom roten Lieblingskostüm vielleicht auch zum Hemdblusenkleid? Zur blauen Bundfaltenhose, zum schwarzen Rock, zum knielangen Strickkleid in Cremeweiß? Hat das Hemdblusenkleid nicht gleich neun Leben, wenn Sie es mal mit, mal ohne Gürtel, mal sportlich mit flachen Schuhen, mal elegant mit Pumps und Seidentuch im Ausschnitt, mal mit einer Weste drüber, mit einem Cardigan oder einem antaillierten Blazer tragen? Probieren Sie besonders bei Kombinationen wie Bluse und

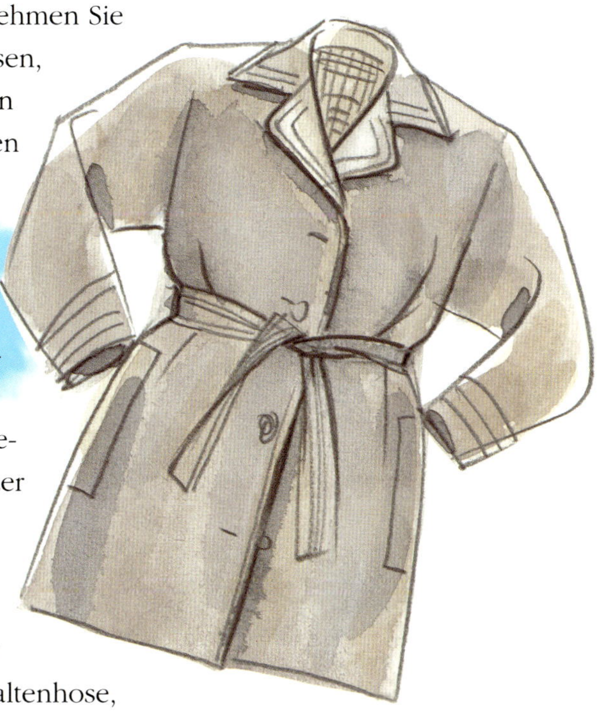

Verkuppeln Sie die Vielseitigen in Ihrem Schrank. Ein zeitloser, wandelbarer Mantel ist ein wertvollerer Schatz als ein auffälliges Avantgarde-Kleid, das man bei jedem Tragen sofort an Ihnen wiedererkennt und das man sich schnell »übersieht«

Wenn Sie nach dem Büro eine Abendveranstaltung haben und zwischendurch nicht nach Hause kommen, können Sie mit wenigen Handgriffen Ihr Tages-Outfit umstylen. Ziehen Sie morgens einen dunklen Anzug oder ein Kostüm – vorzugsweise in Marine, Schokobraun oder Schwarz – an. Und packen Sie eines der folgenden »Päckchen«:

- *Ein auffälliges Collier und Ohrclips sowie Abendschuhe.*
- *Ein Samt- oder Lurexbody mit tiefem Dekolleté in einer leuchtenden Farbe Ihrer Skala (Rot, Smaragdgrün, Silber, Gold).*
- *Eine Organzabluse (dieses Material hält den ganzen Tag durch, ohne zu knittern) und Abendschuhe.*
- *Ein auffälliger luxuriöser Schal und Abendschuhe*

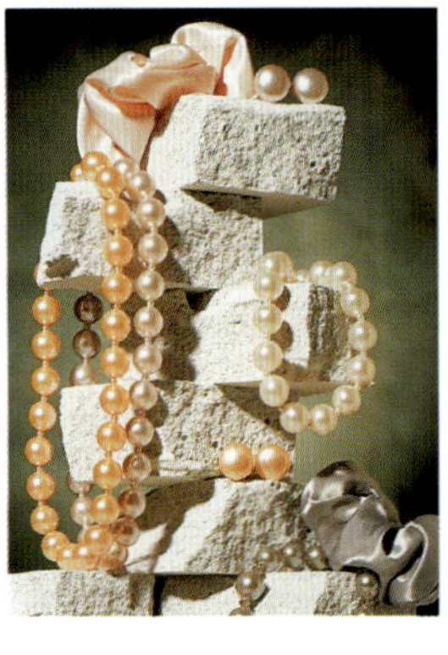

Pulli zu Rock und Hose, wie Sie mit Hilfe von Gürteln und Tüchern beide Teile farblich zu einem Ensemble verbinden können.

Passendes im Bild festhalten

Hängen Sie Ihre Lieblingskombinationen zusammen an den Schrank, oder arrangieren Sie sie auf dem Boden zum Ensemble und machen Sie Polaroids davon. Etwas billiger wird es mit Farbabzügen eines normalen Films. Sehen Sie das Ganze als Investition in all die Morgen an, die vor Ihnen liegen. Mit einer wunderbaren Vielzahl von Polaroids oder Fotos – die Sie an die Innenseiten Ihres Kleiderschranks pinnen – werden Sie selbst schlaftrunken zu früher Stunde nur zwischen bereits erwiesenermaßen gutaussehenden Kombinationen wählen müssen. Was für eine Aussicht! Vergessen Sie jedoch nicht, zu den Hauptteilen und den schmückenden Accessoires wie Schuhen, Gürtel, Schmuck & Tuch auch die in Form und Farbe passende Unterwäsche, die stimmigen Strumpfhosen hinzuzufügen. Diese kleinen Dinge (siehe auch die Seiten 54 bis 71) sind oft die wahren Bremsklötze, die einen das Outfit dann doch wieder in

TIP:

5 goldene Regeln, die für alle Grundtypen gelten:

1 Greifen Sie zu sogenannten Ganzjahresstoffen wie Cool-Wool, Polyester-Crêpe, Woll- und Viskose-Mischqualitäten (für Hosenanzüge, Kostüme, Mäntel) sowie zu Seide und Viskose (für Shirts und Blusen).

2 Wählen Sie **eine Basisfarbe** für die Hauptteile.

3 Ihre Basisgarderobe sollte wenigstens **ein Outfit** beinhalten, das Sie – unter Mitwirkung entsprechender Accessoires – zu jedem Ereignis tragen können (Vorstellungsgespräch, wichtiger geschäftlicher Termin, eine Abendverabredung, Hochzeitseinladung, Familienfest).

4 Jedes Element der Basisgarderobe sollte möglichst zu allen anderen passen, mit ihnen kombinierbar sein.

5 Jedes Modell, das Sie neu hinzufügen, sollte Ihre Garderobe um **mehr** als ein neues Outfit erweitern.

den Schrank zurückhangen lassen.

Partner gesucht!

Nachdem Sie die Restbestände bestmöglich verplant haben, bleiben mit Sicherheit immer noch Lücken, Kleidungsstücke ohne Partner. Diese sollten Sie jetzt noch einmal gesondert auf einen Haufen legen und erst wieder beachten, wenn Sie auf einem Blatt Papier an Ihrer Basisgarderobe basteln, die es jetzt wahrscheinlich – unter den aktuellen Aspekten – vollständig neu aufzubauen gilt.

Auf die Basis kommt es an

Auf den folgenden Seiten finden Sie Vorschläge für drei verschiedene Basisgarderoben. Sie sind jeweils für eine Gruppe von Frauen mit ähnlichen – hauptsächlich von Familie und/oder Beruf beeinflußten – Bedürfnissen und Lebensstilen gedacht. Schauen Sie unter dem für Sie zutreffenden Grundtyp nach und lassen Sie sich inspirieren! Nehmen Sie die Vorschläge als Anregung und stellen Sie auf der Grundlage Ihrer ausgefüllten Tabelle von Seite 93 Ihre ganz persönliche Basisgarderobe zusammen.

Die Grundtypen sind
- die Frau mit klassischem Bürojob,
- die Karrierefrau,
- die »Familienfrau«.

Die einzelnen Bestandteile der Basisgarderoben sind für den X-Figurtyp gezeichnet. Im Text finden Sie jeweils entsprechende Hinweise, worauf Sie beim Zusammenstellen der Modelle achten müssen, damit sie bezüglich Details und Silhouette mit Ihrem eigenen Figurtyp harmonieren, den Sie in Kapitel 3 beschrieben finden. Die Bestandteile bleiben dennoch für alle Figurtypen die gleichen.

Das Spiel mit Lagen und Längen – abhängig vom Figurtyp – ist ein wunderbares Stilmittel des intelligenten Stylings. Und besonders vielseitig anzuwenden, wenn die Basisteile uni sind

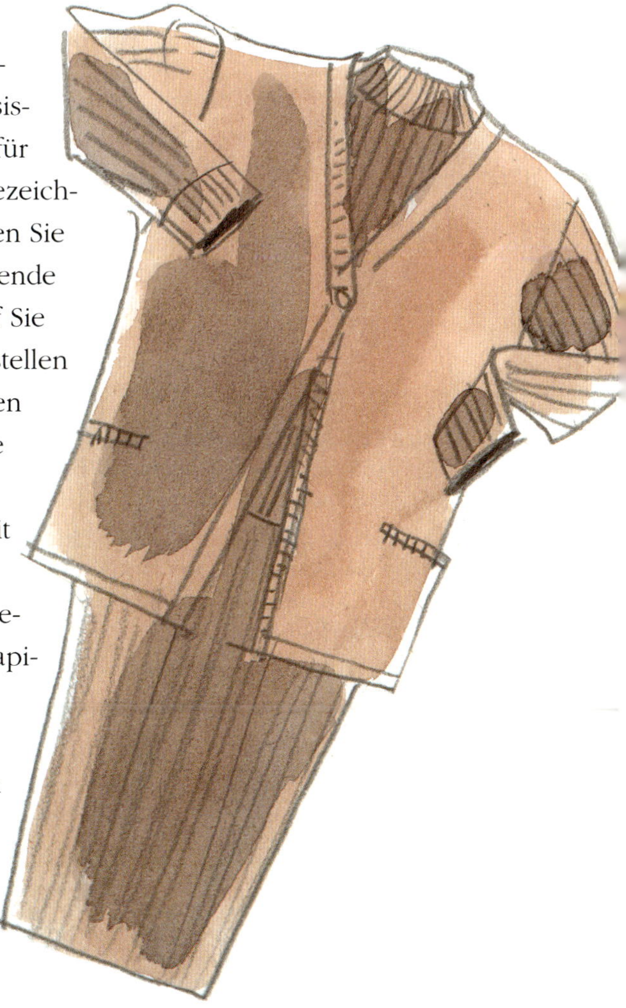

7 Teile – viele Möglichkeiten. Kernstück ist die Caban-Jacke, die alle Basisteile komplettiert, das heißt sowohl zu Kleid, Rock als auch Hose paßt. Ein echtes Kombi-Genie ist das Lederhemd: Geschlossen als Hemd oder offen als Jacke können Sie auch dieses Teil über allen anderen tragen. Und darüber hinaus zu Ihrer Lieblingsjeans in der Freizeit. Der Cardigan paßt als Pulli-Ersatz zur Hose oder stylt das Kleid um. Mit Accessoires und kleinen Unterziehteilen werden Sie weitere Kombinationsmöglichkeiten finden

Basisgarderobe für Frauen im Büro

Wenn Sie jetzt noch überlegen, ob Sie sich zu dieser Gruppe zählen sollten, so sei das Büro kurz definiert: Ob als Sachbearbeiterin in einem Amt oder als Sekretärin in einer Firma, ob als Computer-Fachfrau oder Reiseverkehrskauffrau – hier finden all diejenigen Anregung für eine Basisgarderobe, an deren Arbeitsplatz eine lockere Kleider-Ordnung herrscht, die nicht gezwungenermaßen jeden Morgen in Kostüm oder Hosenanzug erscheinen müssen, aber dennoch ein gepflegt-modernes Erscheinungsbild abgeben wollen. Denn eine lässige Umgebung sollte keineswegs einem nachlässigen Kleiderstil Vorschub leisten.

Gegenüber der Karrierefrau haben Sie beispielsweise in der Farbwahl größeren Spielraum. Zwar sollten auch Sie zu einer neutralen Basisfarbe wie Beige, Grau, Marine greifen, damit Sie mehr Kombimöglichkeiten haben. Aber wenn Sie Lust auf Farbe haben, können Sie mit einer beispielsweise zu wenig seriösen, aber dafür optimistischen Farbe wie Orange modische Akzente mit Pullis, Shirts und Accessoires setzen.

Die Zeichnungen füllen die genannten Elemente mit Leben und geben Ihrer Phantasie einen kleinen Kick. Sicher fallen Ihnen außer den genannten noch andere Kombimöglichkeiten ein. Besonders, wenn Sie kleine Teile wie Shirts und Bodys, Schuhe und Tücher zum Verändern einsetzen.

TIP:

Ihre Basisgarderobe könnte sich aus folgenden Elementen zusammensetzen:

- eine **Caban-Jacke** aus einem strapazierfähigen Elast-/Nylon-Material (je nach Figurtyp ein- oder doppelreihig, antailliert oder gerade geschnitten)
- ein **Strick-Dreiteiler** aus Pulli, Jacke und Rock (je nach Figurtyp die Jacke gerade geschnitten oder antailliert, mit Rundhals oder spitzem Ausschnitt, der Rock je nach Bein kurz oder eine Handbreit über dem Knöchel)
- ein **Veloursleder-Hemd**
- ein gerades, durchgeknöpftes **Hemdblusenkleid** (je nach Figurtyp mit Gürtel auf Taillen- oder Hüftweite bringen oder locker tragen)
- eine **Hose** (je nach Figurtyp schmal oder gerade geschnitten)
- ein **Blazer** (je nach Figurtyp antailliert und gut hüftlang oder etwas länger und gerade)

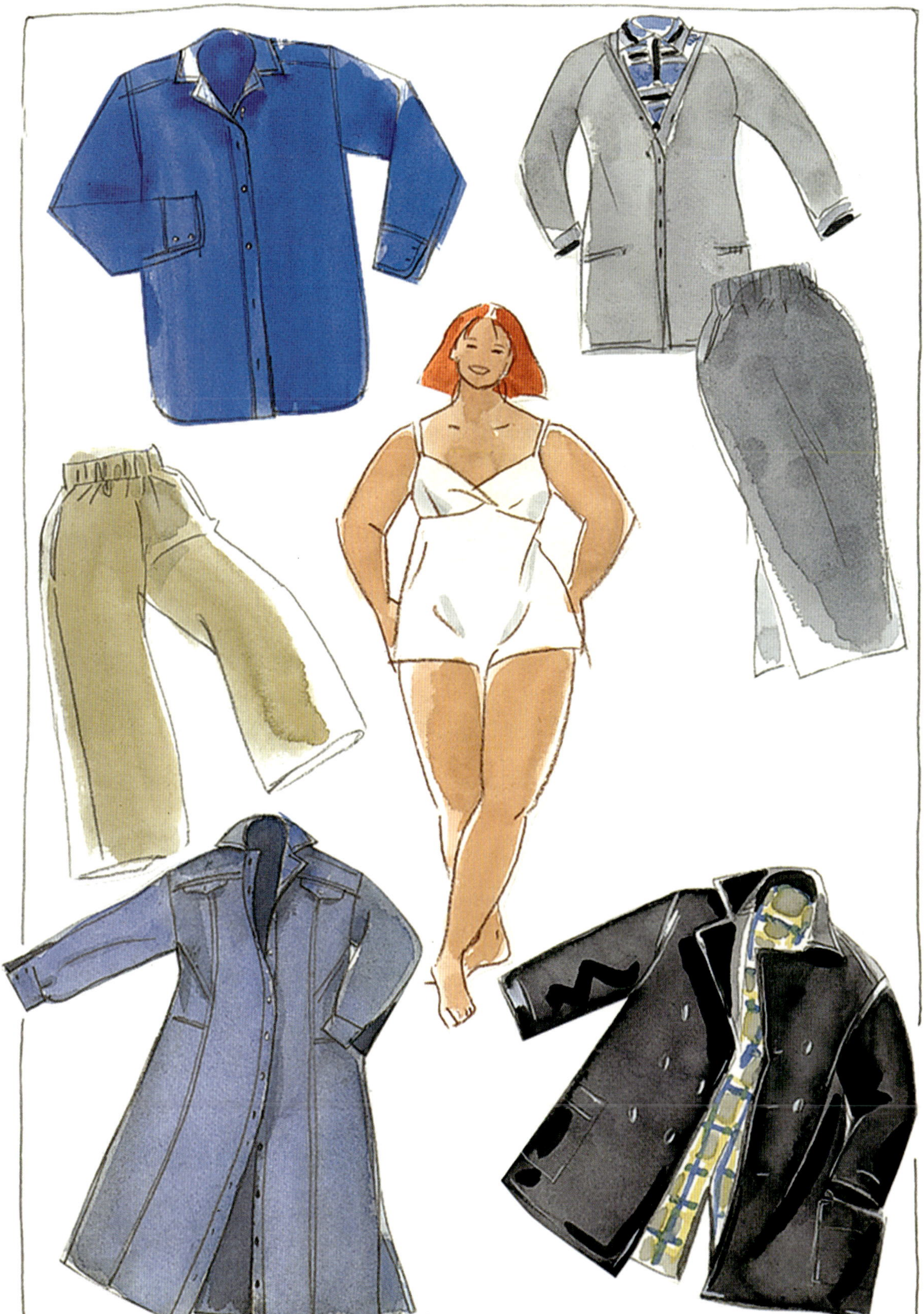

Unverzichtbar der Mantel, der – von beiden Seiten zu tragen – alle Outfits begleitet. Kostüm und Jackenkleid sind ideal für die offiziellere Seite Ihres Jobs. Mit Twinset und Schultertuch können Sie beides für reine Bürotage ohne Meetings leicht auflockern. Pulli und Jacke ergänzen auch Wickelrock und Hose. Mit der Jacke der Kombination kreieren Sie weitere Varianten im Zusammenspiel mit Kleid, Kostümrock und Anzughose

Basisgarderobe für Karrierefrauen

Ob Sie den Chefredakteursposten bei einer Zeitschrift anstreben oder die Position einer Direktionsassistentin, ob Sie als Mitarbeiterin in einer PR-Agentur Ihren Kunden repräsentieren oder als Einkäuferin für eine Textilkette durch die Weltgeschichte reisen – Sie sind eine Frau, die ihr Leben auf Karriere programmiert hat und überdurchschnittlich viel Zeit investiert, um daran zu arbeiten.

Den Großteil Ihres Kleiderbudgets – das wird auch das Ergebnis der Tabelle gezeigt haben – werden Sie für Kostüme und Hosenanzüge verwenden sowie für das ergänzende Drumherum, das Ihren kompetenten und sicheren Auftritt im Job wirkungsvoll unterstreicht. Je nach Branche und Betätigungsfeld fallen ab und zu geschäftliche Kurztrips an, die Sie bei der Zusammenstellung Ihrer Basisgarderobe ebenso berücksichtigen müssen wie Essen mit Kunden und hin und wieder eine geschäftliche Abendveranstaltung.

Denken Sie bei der Einteilung Ihres Budgets auch an die Anschaffung einer Aktenmappe beziehungsweise einer femininen Variante sowie an Kurzreisegepäck. Viel Spaß beim Ausbauen der Basisgarderobe mit Accessoires sowie Blusen und Schals!

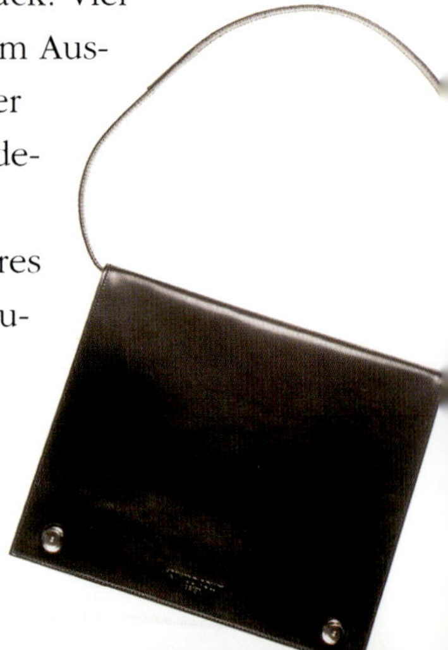

TIP:

Aus folgenden Elementen könnte Ihre Basisgarderobe bestehen:

- ein **Wende-Übergangsmantel** (je nach Figurtyp kurz oder lang)
- ein **Dreiteiler** aus Cool-Wool, bestehend aus Blazer, kurzem Rock und Hose (je nach Figurtyp die Jacke mit geraden oder abgerundeten Details, mit Revers oder hochgeschlossen, je nach Bein der Rock über oder knapp unter dem Knie endend, die Hose schmal oder gerade geschnitten)
- ein **Kleid/Jacke-Ensemble** (je nach Figur in einer Halb/Halb-Proportion oder der Rock gerade eine Handbreit länger als der Jackensaum)
- ein großes **Schultertuch**
- eine Kombination mit **langem Wickelrock** (je nach Figurtyp eventuell durch eine zweite Hose ersetzen)
- ein **Twinset** (je nach Figurtyp die Jacke mit Rundhals oder V-Ausschnitt)

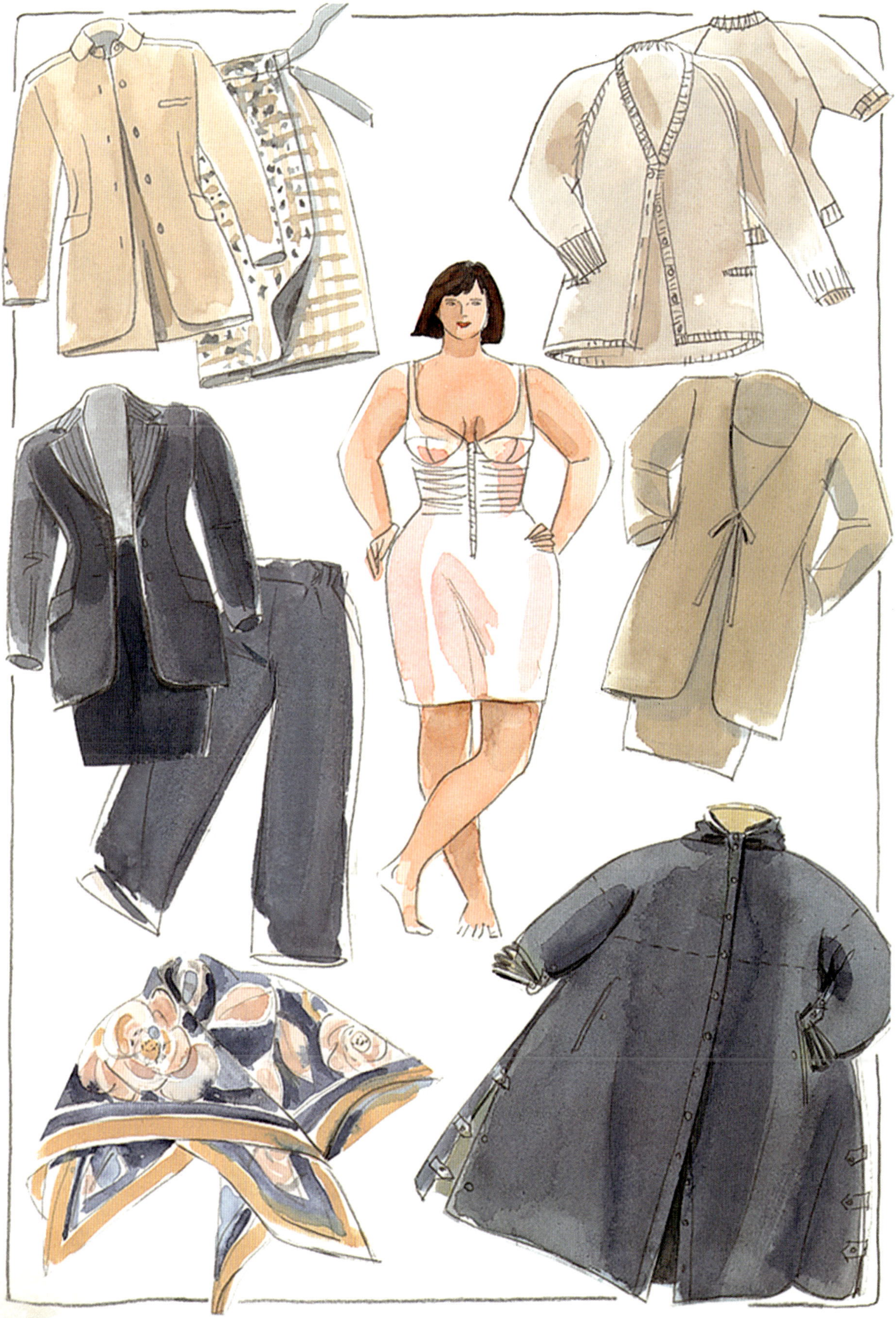

Lauter Allroundtalente werden mit dieser Basisgarderobe in Ihrem Schrank hängen. Zunächst zu den Seidenhemden: Sie geben dem Jerseykleid einen neuen Kick, passen über den langen Strickrock und Ihre Lieblingsjeans. Tragen Sie auch einmal zwei übereinander mit gerollten Ärmeln – ein schöner Effekt! Der Blazer gibt Strickrock und Kleid einen offizielleren Anstrich. Und mit Lederjacke und Nylon-Hülle sind Sie für jede Witterung gerüstet

Basisgarderobe für »Familienfrauen«

Kinder, Haushalt, Garten, Hund. Wenn zwischen dem Hin- und Herkutschieren des Nachwuchses, den täglichen Besorgungen und den Wäschebergen noch Zeit bleibt, haben Sie vielleicht auch noch einen Teilzeit-Job oder ein Ehrenamt in Schule, Kindergarten oder Kirche – auf jeden Fall sind Ihre täglichen Betätigungen mannigfaltig und erfordern eine besonders vielseitige, kombifreudige Garderobe.

Pflegeleicht und unkompliziert sind sicher zwei wesentliche Eigenschaften, die Ihre Kleidungsstücke haben sollten. Nein, das läutet nicht eine Basisgarderobe im Schlumps-Look ein! Das bedeutet allenfalls, daß Sie auf Materialzusammensetzungen achten sollten, die sie selber waschen können und die nicht zu bügelintensiv sind; sie sollten einen Elasthananteil haben, damit sie Ihren ausgefüllten, bewegten Tag auch schadlos und ohne Sie in Ihrem Elan zu behindern, überstehen. Maschenwaren in Mischqualitäten beispielsweise sind ideal.

Schauen Sie sich die Zeichnungen zu den Elementen an, und lassen Sie sich davon zu vielen Kombimöglichkeiten inspirieren!

TIP:

Die einzelnen Elemente Ihrer Garderobe könnten wie folgt aussehen:

- eine **gegürtete Veloursleder-Jacke** als Mantelersatz
- ein **kurzer Wetter-Mantel** aus dünnem Nylon zum Überwerfen (je nach Figurtyp ein gerader, weiter Hüllenmantel oder ein gegürteter Trench)
- ein **Feinstrick-Dreiteiler**, bestehend aus Twinset und langem Rock (je nach Figurtyp das Twinset gerade oder antailliert)
- eine **Hose** (je nach Figurtyp schmal oder gerade geschnitten)
- **Waschseide-Hemden** (weil sie gute Laune machen, einem Outfit Glamour verleihen, Hautschmeichler sind und über alles und zu allem passen!)
- ein **langes Jerseykleid** (möglichst schmal, mit dem Darüber auf den jeweiligen Figurtyp abgestimmt)
- ein **unkonstruierter Blazer** (je nach Figurtyp hüftlang oder etwas länger, antailliert oder gerade)

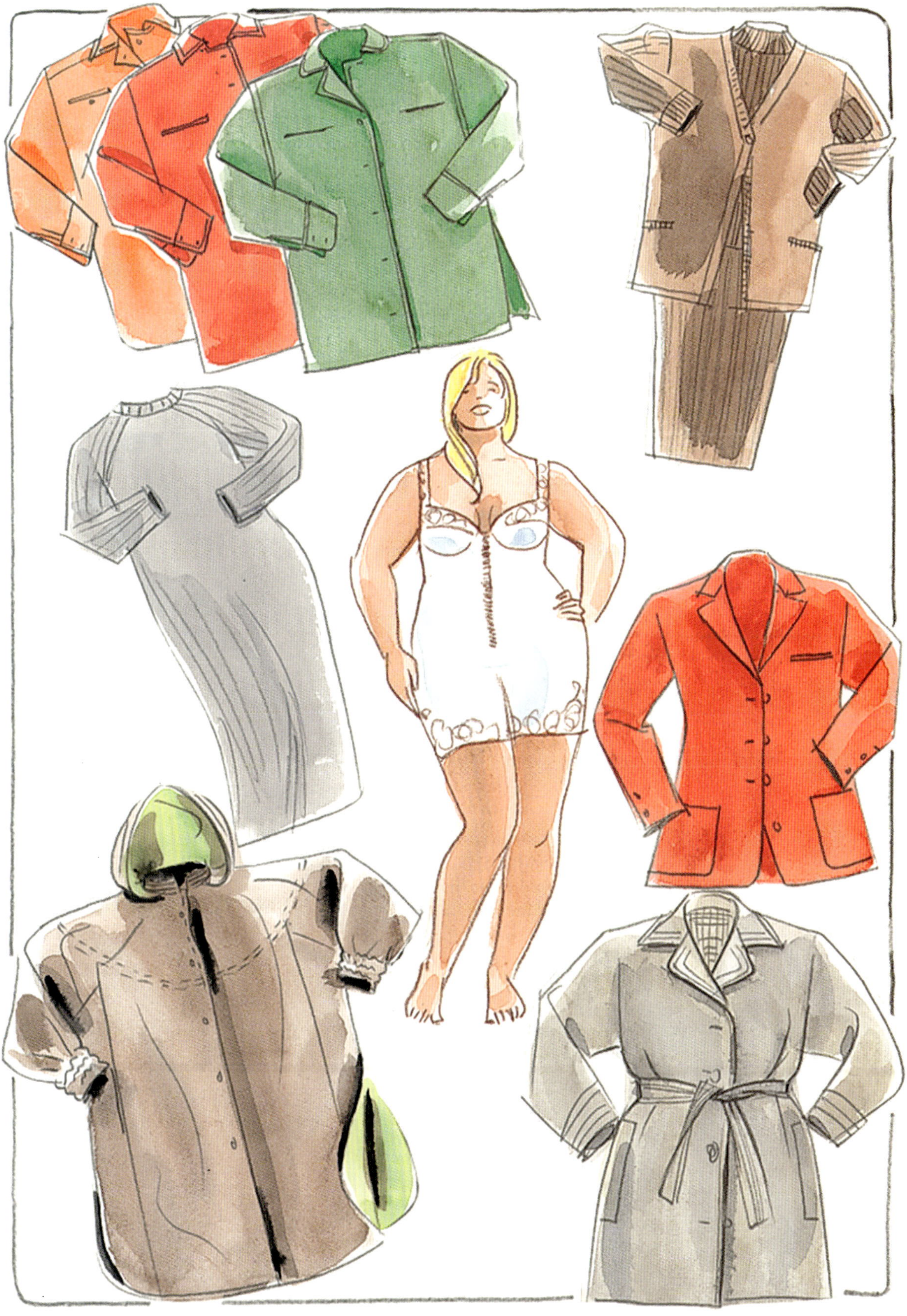

Ein bißchen Ordnung muß sein

Nun haben Sie eine funktionstüchtige, einsatzbereite Allround-Garderobe – oder sind zumindest dabei, sie zusammenzustellen. Zeit für ein paar Tips, wie Sie sie mit der richtigen Pflege in Schuß und mit einem durchdachten System in Ordnung halten können.

Übrigens: Basisteile sollten nach Möglichkeit uni sein, damit sie so vielseitig wie möglich zu nutzen sind

TIP:

5 Tips fürs richtige Einkaufen

- **Kaufen Sie nie etwas, um Ihren Frust zu kompensieren. Diese Teile stellen sich hinterher meistens als Schrank-Nieten heraus.**
- **Haben Sie genügend Selbstbewußtsein, auch nach einer langen Anprobier-Orgie das Geschäft zu verlassen, ohne etwas zu kaufen.**
- **Machen Sie ein besonderes Ereignis aus Ihrer Shopping-Tour – mit Sorgfalt angezogen und gestylt, macht es mehr Spaß und Sie gefallen sich in einem Kleidungsstück eher.**
- **Lassen Sie sich nicht zu sehr von der Atmosphäre im Geschäft beeinflussen – versuchen Sie, sich die Modelle an Ihnen in Ihrem eigenen Umfeld vorzustellen.**
- **Denken Sie daran, sich Ihre potentiellen Neuerwerbungen auch von hinten im Spiegel anzusehen. Oder nehmen Sie zur Beurteilung eine wohlmeinende Freundin mit.**

Mehr Überblick

Zunächst zur Ordnung: Unter welchem Aspekt Sie sortieren, hängt unter anderem davon ab, ob Sie die Möglichkeit haben, die Sommersachen während des Winters und die Wintersachen während des Sommers an einem anderen Platz unterzubringen. Vielleicht auf dem Dachboden, wenn er nicht zu feucht ist. Auf diese Weise haben Sie mehr Platz in Ihrem Kleiderschrank und mehr Übersicht.

Pflege und Schutz

Sachen, die Sie in den Saisonurlaub schicken, sollten gereinigt, beziehungsweise gewaschen sein und – vor allem, wenn es sich um Wollsachen handelt – mit entsprechenden Mottenschutzmitteln versehen werden. Umweltschonend und wirksam ist getrockneter Lavendel, den Sie mit Lavendelöl hin und wieder auffrischen sollten.

Wenn Sie keine Möglichkeit der Auslagerung haben und alle Sachen in Ihrem eigentlichen Kleiderschrank aufbewahren, so sollten Sie einfach die Kleidung der gerade nicht benötigten Saison – außer Sichtweite in Kleiderhüllen verpackt – auf der Stange in eine Ecke schieben. Und mit den Pullis und Shirts – in Boxen oder Plastikhüllen verstaut – ebenso verfahren.

Ordnung mit System

Ordnen Sie nun alles, was Sie in der laufenden Saison tragen, entweder farblich und trennen Sie innerhalb der Farben vielleicht noch nach Modellen für Arbeit und Freizeit. Oder Sie sortieren nach Arbeit, Wochenende und Ausgehen. Ihr System hängt nicht zuletzt vom Schwerpunkt Ihrer Garderobe ab und davon, womit Sie am besten zurechtkommen. Beziehen Sie das modische Beiwerk von der Bluse über das Tuch bis zur Strumpfhose in Ihre neue Ordnung mit ein. In Sichtweite untergebracht, bringt es Sie eher auf neue Kombi-Ideen. So können Sie Gürtel – farblich sortiert naturlich – auf Metallringe, wie sie im Einzelhandel verwendet werden, aufreihen und die Ringe um die Kleiderstange hängen.

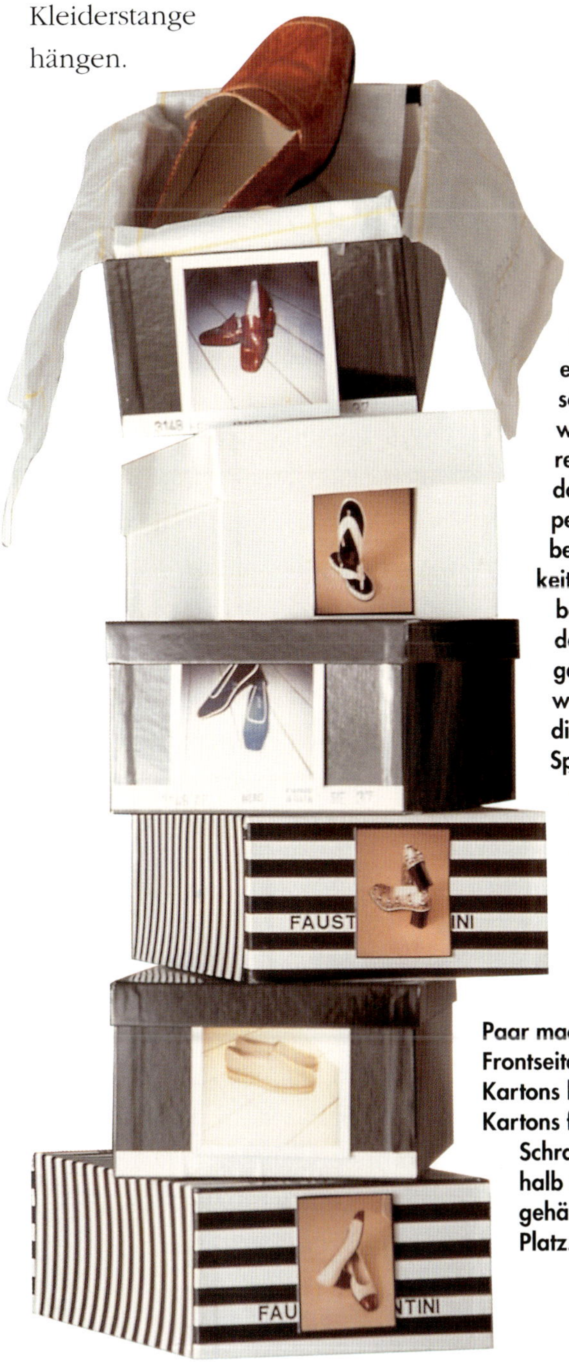

Der Schuhschachtel-Trick: Schuhe ohne einen Schuhschrank aufzubewahren, ist oft recht schwierig, da sie beim Stapeln leiden. Eine bessere Möglichkeit: Lassen Sie sich beim Schuhkauf den Karton mitgeben, und bewahren Sie die Schuhe mit Spannern darin auf. Damit Sie auch in morgendlicher Eile das gewünschte Paar sofort finden, können Sie ein Polaroid von jedem Paar machen und auf die Frontseite des jeweiligen Kartons kleben. Die Kartons finden auf dem Schrankboden unterhalb der aufgehängten Sachen Platz.

Wußten Sie, daß …
… sich Reißverschlüsse leichter auf- und zuziehen lassen, wenn Sie sie auf der linken Seite mit Kerzenwachs einreiben?
…ein Stück Nylongewebe im Wäschetrockner alle Fusseln anzieht und so Ihre anderen Sachen fusselfrei bleiben?
…Lederwaren wie Gürtel und Taschen wie neue werden, wenn man sie mit Rizinusöl einreibt?

Pflege macht Laune

Frischer Wind im Kleiderschrank – eine prächtige Gelegenheit, mit dem Schlendrian bezüglich der Instandsetzung und -haltung seines Inhalts Schluß zu machen. Zeit für ein paar gute Vorsätze: Machen Sie beispielsweise kleinere Reparaturen sofort. Ein Knopf, den Sie verloren, ein Saum, den Sie losgetreten haben – es gibt nichts Ärgerlicheres, als diese defekten Teile im Schrank vorzufinden, wenn Sie sie das nächste Mal tragen wollen und in Eile sind. Auch Schuhe mit abgelaufenen Absätzen, ein Blazer mit Spaghetti-Fleck gehören nicht in den Schrank, sondern zum Schuhmacher und in die Reinigung. Ansonsten haben Sie ruck, zuck einen Bazillus im Schrank, und Ihr neues, sorgsam zusammengestelltes Kombiprogramm macht schlapp. Hängen Sie Kleidung, die Sie den ganzen Tag oder abends zum Ausgehen getragen haben, einige Stunden an die frische, am besten feuchte Luft. Die Sachen riechen danach nicht nur wieder frisch, auch so manche Bewegungsfalte hängt sich aus. Was an hartnäckigen Knittern bleibt, wird mit einer Dampfbürste geglättet, bevor das Teil wieder im Schrank verschwindet. Neben der Dampfbürste sollten übrigens ein Nähset und eine Flusenrolle Stammplätze in Ihrem Kleiderschrank haben, um kleinere Katastrophen sofort beseitigen zu können. Und wenn Sie schon dabei sind: Kleben Sie doch gleich auch noch eine Kopie der Pflegesymbol-Tabelle von Seite 109 auf die Innenseite der Schranktür. Dann können Sie ein für alle Mal den Zeiten ade sagen, als Puppenkleider aus dem Trockner kamen, nachdem Sie eigentlich Ihre eigenen hineingetan hatten und Viskosepullis in doppelter Länge von ihrem vermeidbaren Schleudertrauma Zeugnis ablegten.

Kleidungsstücke in großen Größen sind nicht ganz billig. Um so mehr lohnt es sich, Sorgfalt bei Auswahl und Pflege der Stücke aufzuwenden. Vergewissern Sie sich in Zweifelsfällen in der Tabelle rechts.

SYMBOLE FÜR DIE PFLEGE VON TEXTILIEN

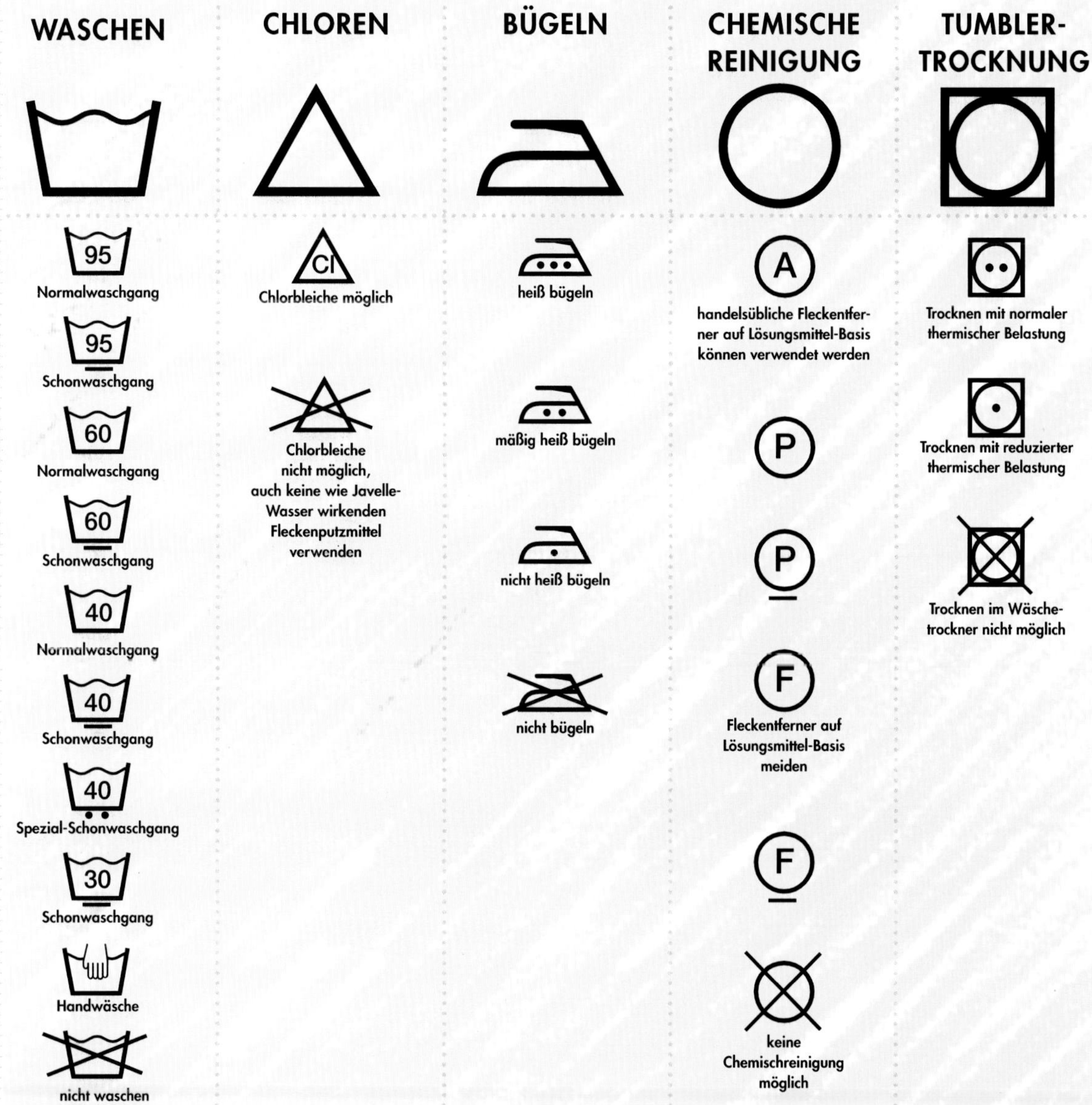

Die Zahlen geben die maximalen Waschtemperaturen an, die nicht überschritten werden dürfen. Der Balken unterhalb des Symbols kennzeichnet Waschzyklen, die sich z.B. für pflegeleichte und mechanisch empfindlichere Artikel eignen.

Die Punkte kennzeichnen die Temperaturregelung des Bügeleisens.

Die Buchstaben geben dem Chemischreiniger Hinweise auf die verwendbaren Lösungsmittel. Ein Balken unterhalb des Kreises verlangt Beschränkungen von mechanischen Beanspruchung, Feuchtigkeit und Temperatur.

Durch die Punkte werden die Trockungsstufen des Wäschetrockners bezeichnet.

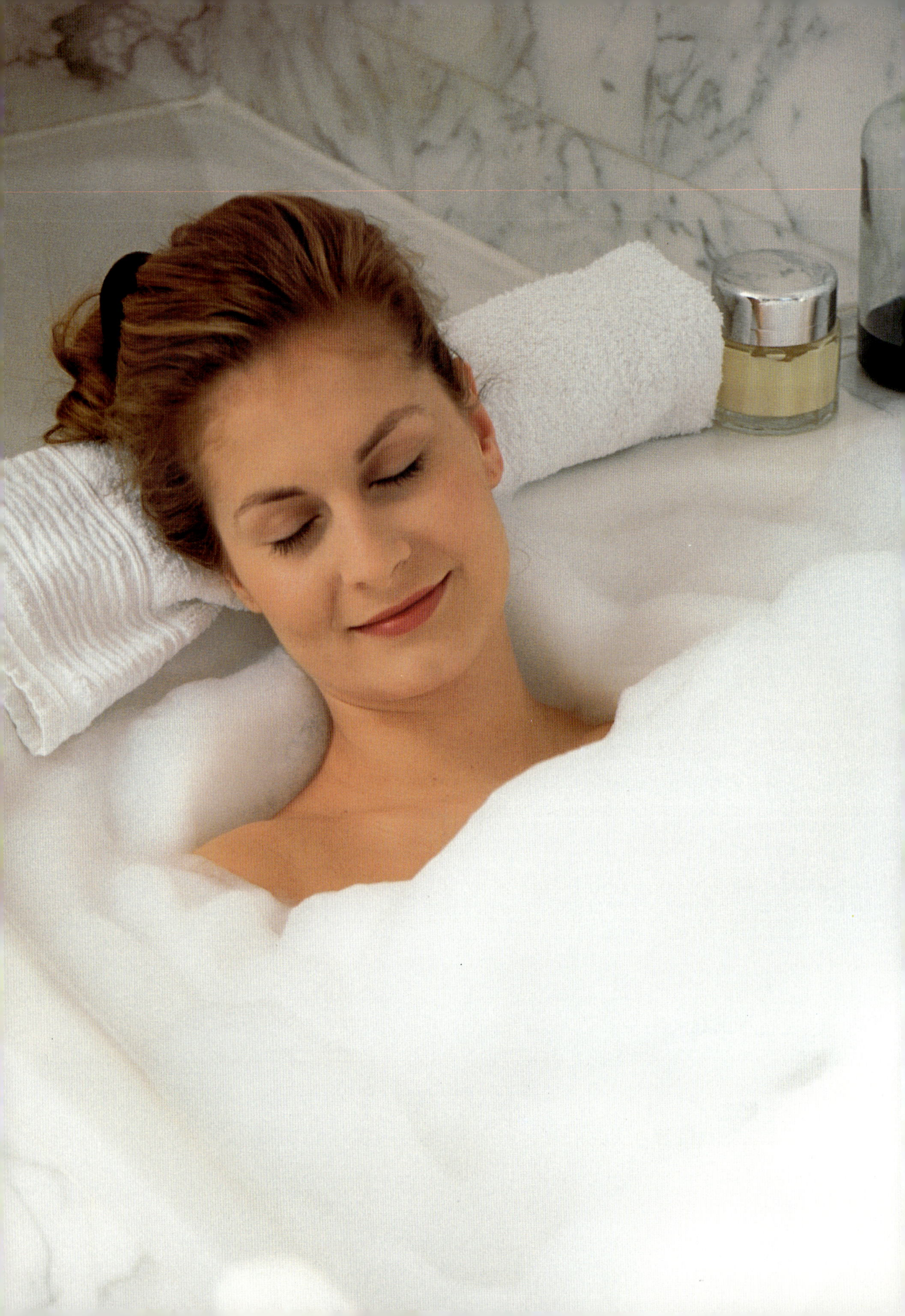

MIT SICH UND DER WELT IM GLEICHGEWICHT

Lassen Sie diese Wunschvorstellung Realität werden. Wie? Ganz einfach: Denken Sie endlich an sich! Nein, nicht an Ihre Kleidung, die richtigen Silhouetten und Farben. Sondern an Ihre Schönheit, Ihren Körper, Ihre Haut und somit auch an Ihre Seele. Daran, wie Sie es sich bei Ihrer täglichen Körperpflege gutgehen lassen können. Wie Ihre Haut fest und glatt bleibt und Ihr Körper fit und begehrenswert. Wie Sie Beine und Füße – die Schwerarbeiter Ihres Körpers – bei Laune halten. Und wie Sie die Pluspunkte Ihres Gesichts richtig unterstreichen. Dieses Kapitel ist ein letzter Wegweiser, um Ihre Ausstrahlung noch zu steigern, um aus Ihnen den absoluten Knaller zu machen, zu dem nur eine starke Frau mit Format das Zeug hat!

Im Schaum versinken oder sich in eine duftende Puderwolke hüllen – Oasen im Alltag

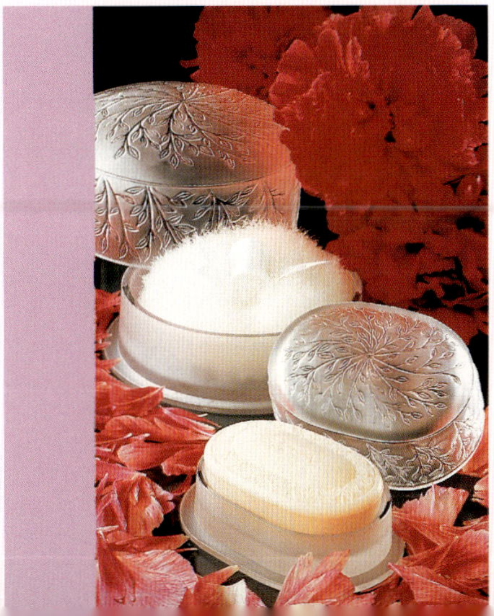

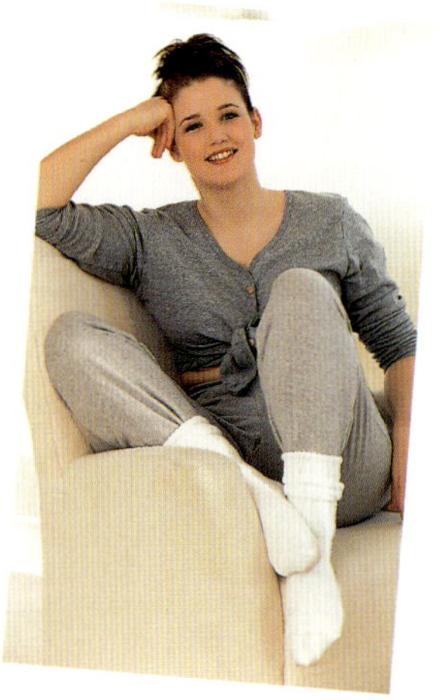

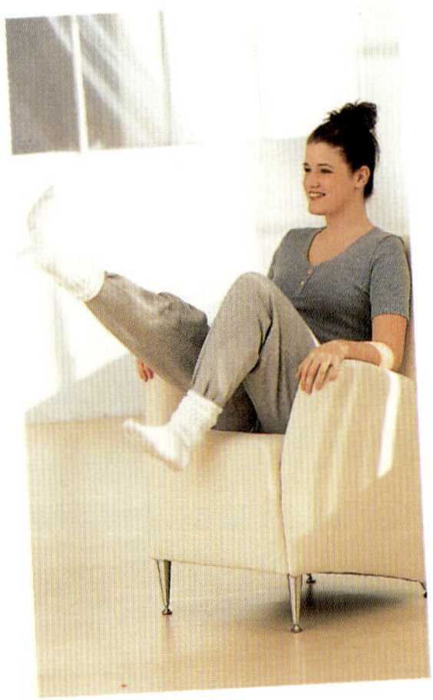

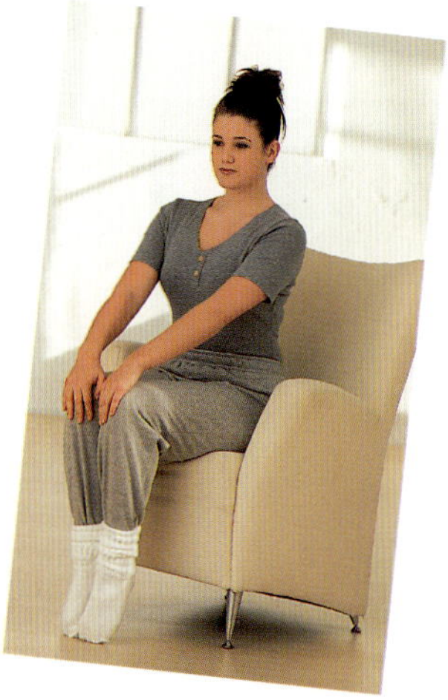

Gymnastik für eine gute Figur

»Gymnastik? Also soll ich doch abspecken?« denken Sie sich jetzt vielleicht empört. Irrtum. Jedenfalls nicht, wenn Sie nicht, wie in Kapitel 2 erwähnt, durch Ihre Pfunde gesundheitlich gefährdet sind.

Die Gymnastik-Übungen, die ich Ihnen hier ans Herz und Ihren Körper legen will, dienen einzig und allein einem Zweck: Sie fit und bei bester, elastischer Figur zu erhalten. Denn Pfunde, Rundungen, weibliche Formen sind wundervoll und sexy, solange sie nicht ins unkontrolliert Wabernde übergehen.

Und damit Sie auch wirklich glauben, daß ich aus Ihnen keinen gertenschlanken Hüpfer machen will, habe ich für Sie die bequemste Gymnastik aller Zeiten zusammengestellt: Die »Alles, was wichtig ist, kann ich in meinem Lieblingssessel tun«-Gymnastik. Po, Beine, Arme und Bauch – alles läßt sich in sitzender Position trainieren.

Erst einmal warm werden

Lehnen Sie sich entspannt zurück und fahren Sie eine Runde Fahrrad. Im gemütlichen Sessel kommen Sie zwar nicht von der Stelle, wenn Sie die Radelbewegungen in der Luft machen, Ihr Kreislauf wird es Ihnen dennoch danken, denn der wird dabei tüchtig angekurbelt.

Für straffe Beine und einen festen Po

Pressen Sie Beine und Po fest zusammen und halten Sie diese Stellung zehn Sekunden lang. Danach wieder lockerlassen. Wiederholen Sie die Übung zehnmal. Übrigens können Sie für diese Übung Ihren Sessel auch mit Ihrem Kanapee vertauschen: Die Übung läßt sich auch im Liegen machen.

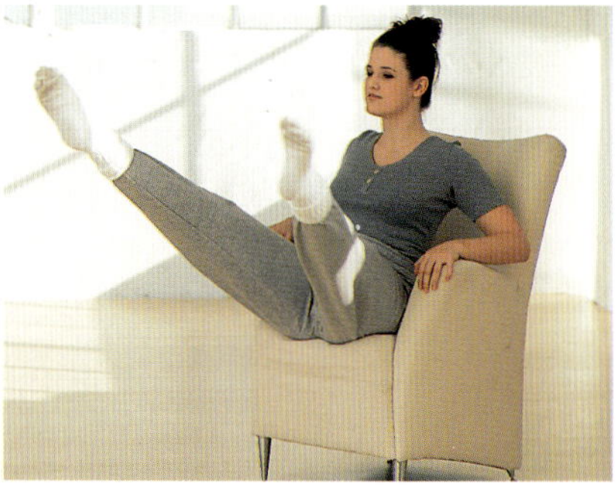

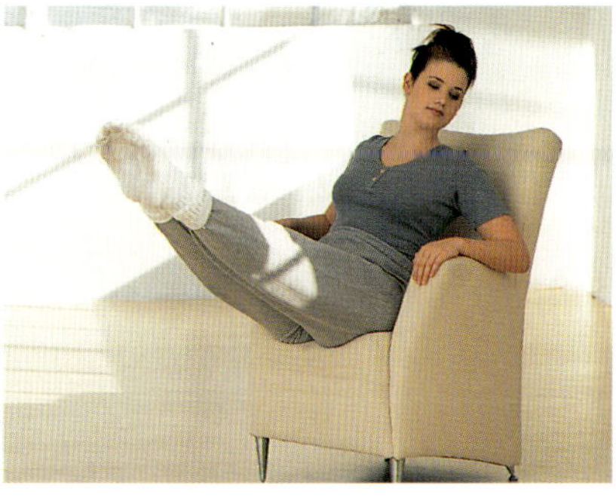

Eine weitere Übung für straffe Beine: Rutschen Sie im Sessel nach vorn und halten Sie sich – auf der Kante sitzend – an den Armlehnen fest. Nun die Beine ausstrecken und sie – vom Boden abgehoben – grätschen und wieder schließen, grätschen und wieder schließen und so weiter. Wenn Sie möchten, steigern Sie das Tempo nach einiger Zeit ein wenig.

Für einen starken Rücken

Besonders wenn Sie eine große Oberweite haben, ist diese Übung für Sie sehr wichtig. Sie arbeitet – indem die Rückenmuskulatur gestärkt wird – gegen nach vorn gebeugte, runde Schultern an, die oft eine bequeme Begleiterscheinung eines großen Busens sind. Setzen Sie sich aufrecht hin, die Arme seitlich gerade ausgestreckt. Machen Sie nun mit dem ganzen Arm auf und ab kleine, wippende Bewegungen, als wären Sie ein Vogel und wollten bald abheben. Etwa eine Minute lang. Sie werden gegen Ende der Zeit merken, wie Ihre »Flügel« erlahmen und spüren, daß die anfangs läppisch anmutende Übung die möglicherweise schon verkümmerte Muskulatur an der Wirbelsäule aktiviert.

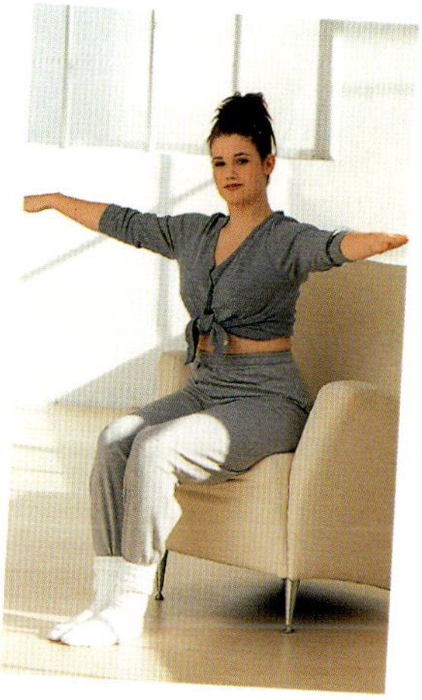

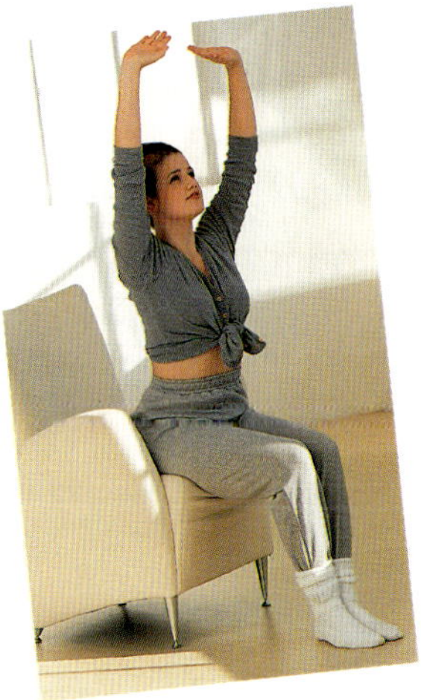

Gegen schlaffe Oberarme

Setzen Sie sich in Ihrem Sessel kerzengerade hin, und strecken Sie die Arme zur Decke. Die Handflächen zeigen dabei flach nach oben. Ja, das spannt schon jetzt ein bißchen, nicht? Die Arme nun mit den abgewinkelten Handflächen abwechselnd anwinkeln und wieder hochstrecken.

Eine weitere Übung: Winkeln Sie Ihre Arme an, und falten Sie die Hände vor der Brust. Die Arme langsam nach vorne strecken, gerade bleiben und dabei versuchen, daß die Ellenbogen so nahe wie möglich

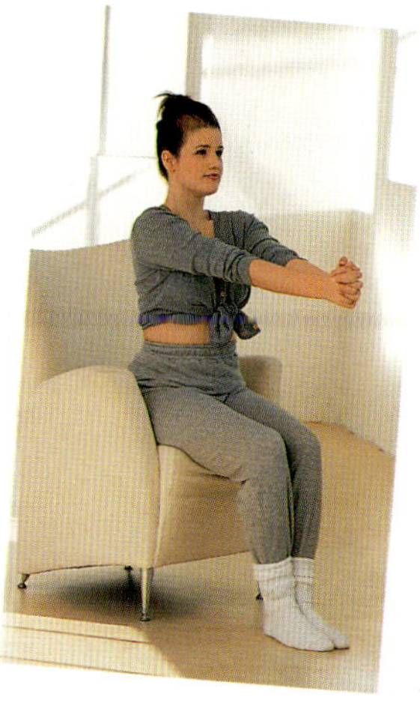

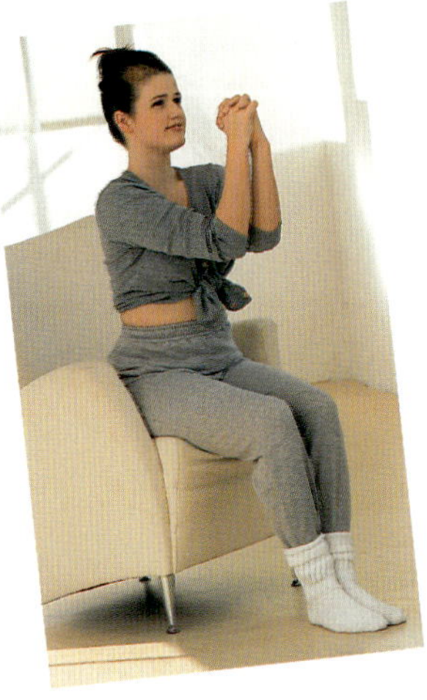

beieinanderliegen. Wichtig ist dabei, daß Sie die Schultern nicht hochziehen.

Für einen flachen Bauch und eine schmale Taille

Der Sitz im Lieblingssessel ist auch hier die Ausgangsbasis. Strecken Sie die Arme abwechselnd zur Decke und spannen Sie dabei die Bauchmuskeln an. Diese Übung zehnmal wiederholen. Übrigens: Ausgeatmet wird beim Anspannen, eingeatmet beim Lockerlassen.

Diese Übungen sollten Sie so oft machen, wie es Ihnen Spaß macht.

*Wenn Sie **Krampfadern** haben, …*
… sollten Sie Ihre Wadenmuskulatur kräftigen. Zum Beispiel mit Übungen wie Auf-Zehenspitzen-Laufen.
… sollten Sie viel schwimmen. Ideal ist eine Wassertemperatur von bis zu 27 Grad

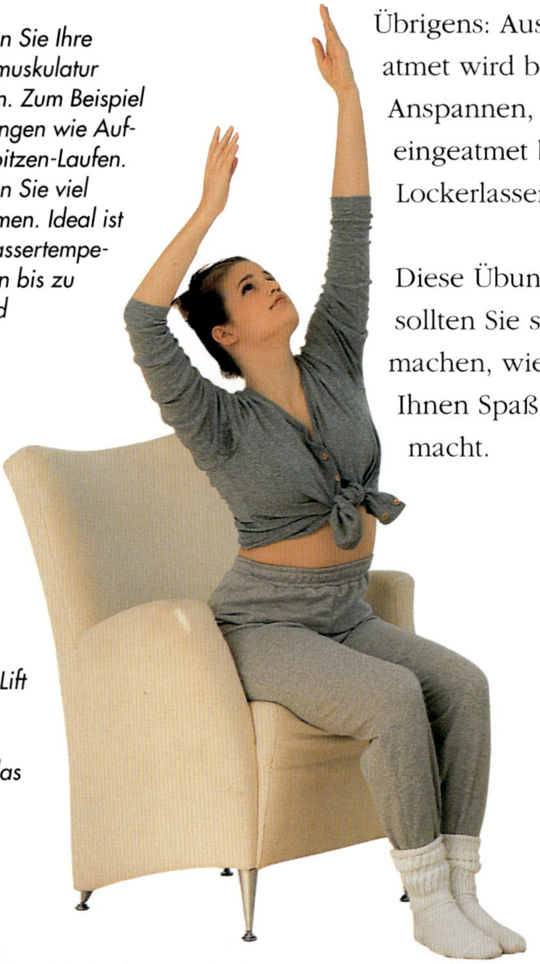

Nicht der Lift liftet Ihre Formen, sondern das Treppensteigen!

Warum Ihr Bad mehr als eine Naßzelle sein sollte

Nehmen Sie sich täglich Zeit, Ihrer äußeren Hülle gebührende Aufmerksamkeit zu schenken, Ihre Pluspunkte zu polieren. Körperpflege kann ein sinnliches Vergnügen sein! Seien Sie nett zu sich und Ihrem Körper. Mehr noch: Seien Sie ruhig ein wenig verliebt in ihn. Nur was man liebt, behandelt man mit der nötigen Sorgfalt. Nehmen Sie sich Zeit. Für ein Schönheits-Wochenende im eigenen Bad beispielsweise. Verwöhnen Sie Ihre Haut, die in ihrer prächtigen Prallheit ein wichtiges Kapital der Venus-Frauen ist. Widmen Sie Ihren Füßen und Beinen einige Stunden. Sie haben immerhin eine tragende Rolle in Ihrem Leben. Ausgiebige Körperpflege – das ist wie Streicheleinheiten für die Seele.

Dusche für Alltag und Eilige

Für all die Morgen, an denen Sie nicht recht aus den Federn finden und es dann plötzlich hopplahopp gehen muß, ist die

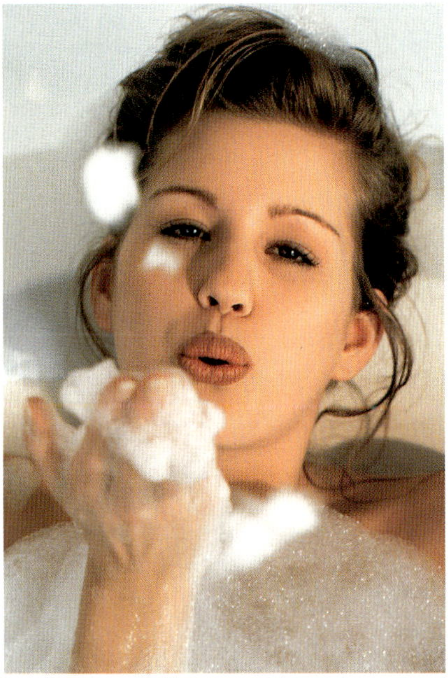

Dusche als erfrischender Muntermacher ideal. Seien Sie mutig und lassen Sie das Wasser in wechselnden Temperaturen auf sich herabprasseln: erst warm und immer heißer werdend, dann kühl bis kalt. Zum Trost: Der warme Schauer sollte länger dauern als der kalte. Wiederholen Sie den Wechsel ein paar Mal und hören Sie mit einem letzten kühlen Schauer auf. Ihr morgendlicher Mut wird übrigens mit einem festeren Bindegewebe belohnt. Wer möchte, kann in diesem Schnelldurchlauf vom Körperpeeling bis zum Naß-Enthaaren allerlei unterbringen. Anschließende verleihen Aroma-Öle – in die noch feuchte Haut einmassiert – eine schmeichelnde Glätte oder Körperpuder mit dem Duft Ihres Lieblingsparfums einen Hauch von Luxus.

Die Badewanne zum Genießen

Da Sie ein barocker Genußmensch sind, wissen Sie ein Vollbad zu schätzen und stilisieren es als solcher auch gern mit den nötigen Requisiten: Kerzenleuchter auf dem Wannenrand, ein Glas Sekt, im Hintergrund Ihre Lieblingsklänge – während sich Ihr Körper im warmen Wasser langsam entspannt, hat sich Ihr Kopf in diesem Ambiente bereits vom Alltags-Streß befreit. Zeit, an Ihre Haut zu denken. Schön glatt wird sie, wenn Sie sie im Badewasser mit einem Luffa-Handschuh abrubbeln. Derart gut durchblutet nimmt sie alle weiteren Pflegestoffe besser auf.
Wenn Sie Ihrem Bindegewebe noch mehr Gutes tun möchten: Badezusätze mit Roßkastanie und Rosmarin

Wenn Sie nicht gerade ein Ölbad nehmen, sollten Sie sich nach dem Baden warm abbrausen, um Seifenreste und Hautschüppchen wegzuspülen

Achten Sie auch beim Luxusbad auf die Temperatur: Wer zu heiß badet, den bestrafen seine Besenreiser und Krampfadern. 34 Grad Celsius sollte das ideal temperierte Badewasser haben, bis 37 Grad Celsius können Sie hochgehen, wenn Sie nach dem Bad zwar müde ins Bett fallen, Ihre Gefäße aber nicht zu sehr belasten wollen

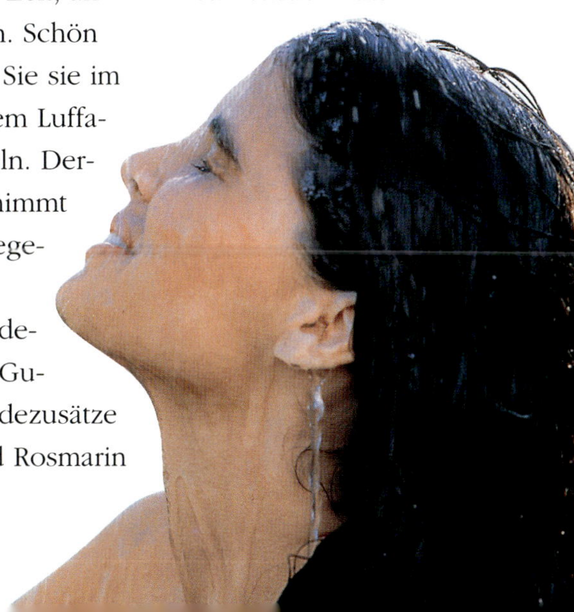

Holen Sie sich das Meer in die Badewanne! Meersalz (gibt es in Reformhäusern und Apotheken) als Badezusatz regt die Durchblutung an und strafft die Haut, indem es Wasser aus tieferliegenden Hautschichten zieht

Ob Dusche oder Bad – nach dem Ölen, Cremen oder Pudern rundet ein wirksames Deodorant die morgendliche Pflege ab. Das gibt Frische und Sicherheit für den ganzen Tag

beispielsweise haben einen straffenden Effekt und halten darüber hinaus den venösen Kreislauf auf Trab. Apropos Kreislauf: Damit dieser nicht zu sehr belastet wird, sollten Sie Ihre Wannenfreuden nach zwanzig Minuten beenden.

Die Pflege nach dem Bad

Je nach Beschaffenheit Ihrer Haut – trocken oder fett – kommen Sie nach dem Bad mit einer feuchtigkeitsspendenden Bodylotion aus oder benötigen ein Körperöl. Wer keine Lust hat, sich nach dem Baden einzucremen, taucht in einem Ölbad unter. Der Film, der Ihnen bleibt, wenn Sie die Wanne verlassen, ersetzt die Lotion, wenn Sie sich mit dem Handtuch nur leicht trockentupfen. Übrigens: Damit Ihre Bad-Inszenierung etwas Besonderes bleibt und natürlich aus Gründen der Hautrückfettung, die beim täglichen Baden problematisch wird, sollten Sie nicht öfter als dreimal die Woche in die Fluten steigen.

Die Beine

Sie verdienen täglich eine Extra-Ration Pflege, denn auf ihnen ruht Ihr Luxuskörper. Und leider zeigt sich an ihnen in den meisten Fällen die unschöne Begleiterscheinung einer Rubensfigur: Orangenhaut (Cellulitis) an den Oberschenkeln. Die entsteht durch Vergrößerung der Fettzellen und das, was sich in ihnen ablagert. Bekämpfen können Sie diese wellige Hautbeschaffenheit nur, indem Sie auf das Gefäßsystem einwirken. Gut ist also alles, was den Schlackenabtransport unterstützt, was die Durchblutung der Haut fördert (wie bereits bei den Badezusätzen erwähnt), was das Bindegewebe strafft und belebt. Trockene Bürstenmassagen sind ebenso geeignet wie das Kneten und Massieren der Oberschenkel. Wenn Sie letzteres noch unter Mitwirkung eines Cellulitis-Gels oder einer -Creme tun, auch gut. Darüber hinaus sollten Sie auf jeden Fall die Energie für gezielte Gymnastik-Übungen aufbringen (siehe Seite 112/113) – und das möglichst jeden Tag!

Wenn Ihre Bein-Probleme nicht in den Oberschenkeln, sondern in den Waden liegen, dann sind Sie möglicherweise ein Krampfader-Kandidat. Wichtigste Vorbeugung ist auch hier ein funktionstüchtiger venöser Kreislauf, sprich: eine optimale Durchblutung. Vermeiden Sie alles, was Blut und Lymphe am Fließen hindern könnte. Besonders im Sommer, bei großer Hitze, erweitern sich die Venen, macht die abgesackte Gewebeflüssigkeit Beine und Füße schwer. Wenn Sie in Ihrer Nähe einen Profi finden, der die Shiatsu-Behandlung beherrscht, kann er mit bestimmten Griffen dieser japanischen Akupressur- und Streichmassage Ihre Lymphe wieder in Fluß bringen.

Die Füße

Auch sie ein Teil Ihres Körpers, der sich Ihre pflegende Aufmerksamkeit jeden Tag aufs Neue schwer verdient. Wichtigste Voraussetzung, sie in Form zu halten, ist (wie auf Seite 70/71 näher erläutert) ein guter Schuh. Nicht weniger wichtig die tägliche Pflege.

Schwielen und Hornhaut sind nicht nur häßlich, sondern auch schmerzhaft. Lassen Sie an den Fersen die Hornhautschicht zu dick werden, bilden sich schnell schmerzhafte Risse, die auch die lebenden Schichten erreichen. Dann können Sie dafür sorgen, daß mit Hirschtalg oder Melkfett die Risse wieder heilen. In Härtefällen – und zum Verwöhnen – empfiehlt sich ein Besuch bei der Fußpflege.

Wunderbare Erfrischung im Sommer: ein kaltes Fußbad mit Salz. Ziehen Sie außerdem regelmäßig mit Bimsstein, Feile und einem Peeling – selbst angerührt aus Salz und Wasser – gegen Schwielen und Hornhaut zu Felde. Die Füße danach gut eincremen

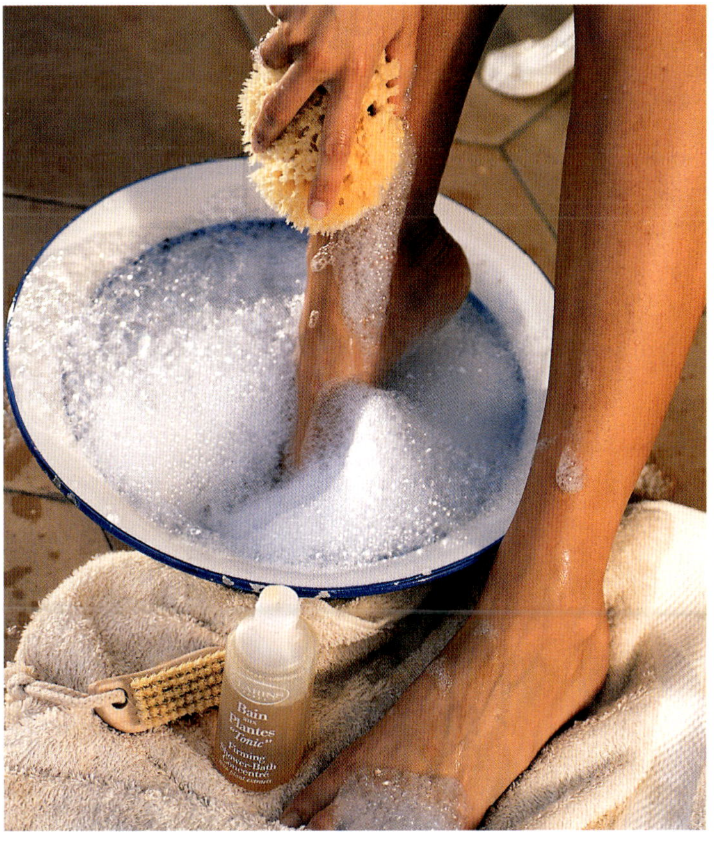

Das Make-up für den Frühlings-Typ

Haar und Haut mit einem goldenen Schimmer beziehungsweise Unterton, die Augen klar, das heißt blaue oder grüne Augen mit lohfarbenen Flecken in der Iris oder auch mit topasfarbenen oder goldbraunen Pünktchen. Aus diesem Zusammenspiel ergibt sich der goldene, warme Gesamteindruck der lebhaft-natürlichen Frühlings-Powerfrau!

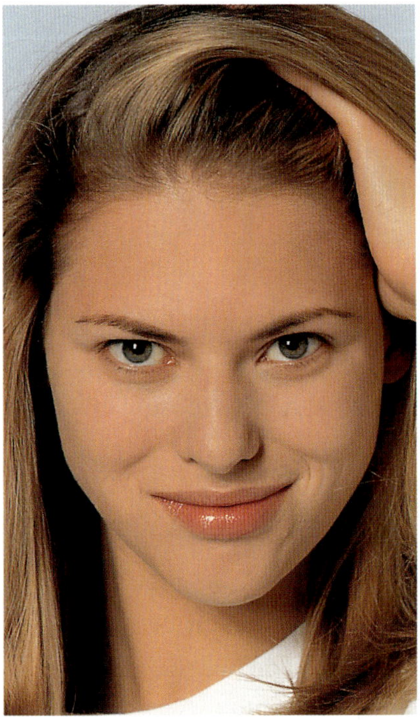

Augen oder Mund – was auch immer Sie betonen, der Effekt wird umwerfend sein! Leuchtende Lippen als erotisches Signal oder betonte klare Augen als Versprechen

Teint

Grundierung: Den für den Frühlings-Typ so typischen zarten Teint sollten Sie keinesfalls unter zuviel Foundation verstecken. Wenn Puder Ihnen nicht ausreicht, versuchen Sie es mit einer leichten, tönenden Grundierung in flüssiger Form, die Sie mit Puder fixieren. Warme Beige- und Goldtöne, Eierschale und Porzellan sind Ihre Farbfavoriten. Unbedingt einen Riesenbogen um rosige Grundierungen machen. Damit wirken Sie wie nach einem zweiwöchigen Krankenhaus-Aufenthalt!

Rouge: Pfirsich oder Apricot, helles Zimt oder Lachs – mit diesen zarten Tönen kommen Sie am besten zurecht. Wichtig beim Auftragen ist das Vermeiden von sichtbaren Übergängen.

Augen

Becircen Sie Ihre Umwelt mit diesem Kapital! Ihren klaren Augen und ihrer Betonung sollte Ihre ganze Aufmerksamkeit gelten – dann kann Ihnen keiner widerstehen!

Lidschatten: Caramel, Goldbeige oder Goldbraun bringen blaue Augen zum Strahlen. Raffiniert sind zartes Türkis, Mintgrün sowie Petroltöne.

Mai-, Moos- und Efeugrün sind für goldbraune wie grüne Augen ebenso gemacht wie warmes Hellblau, Amethyst, Porzellan, Topas und Pfirsich.

Mascara: Sie macht die Augen größer, die Wimpern dichter. Die Farbe sollte entweder mit dem Lidschatten oder der Augenfarbe identisch sein. Braun eignet sich in jedem Fall für den Frühlings-Typen besser als hartes Schwarz. Auch schön – für abends: Tuschen Sie die Wimpern in Braun, und tönen Sie dann nur die Spitzen in warmem Mittelblau oder Violett. Letzteres bringt grüne Augen besonders gut zur Geltung.

Augenbrauenstift: Allzu vereinzelt stehende Härchen sollten Sie wegzupfen, ansonsten ist die Naturform angesagt. Wenn Sie diese farblich etwas betonen möchten, sollten Sie einen Stift in Ihrem Naturton verwenden. Das heißt im Fall der Frühlings-Frau Goldbraun bis Dunkelbraun.

Mund

Der zweite Hingucker in Ihrem Gesicht. Bringen Sie ihn zum Leuchten! Er ist ein wesentlicher Faktor Ihrer positiven Ausstrahlung und mitverantwortlich für die erotischen Signale, die Sie Ihrer Umwelt senden.

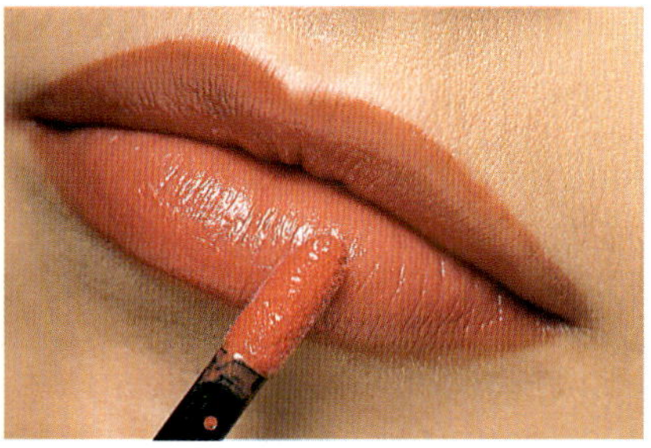

Lippenstift: Warm und fruchtig sind die idealen Farben der Frühlings-Frau. Gut stehen ihr Farben mit Glanz, insbesondere farbiges Lipgloss. Hummer, Koralle, Goldorange sowie warme Rosé- und Lachstöne – die exakten Nuancen hängen unter anderem auch davon ab, ob Sie im Sommer einen leicht getönten Teint bekommen. Reines Gift für Ihren Teint: blaustichige Rottöne.

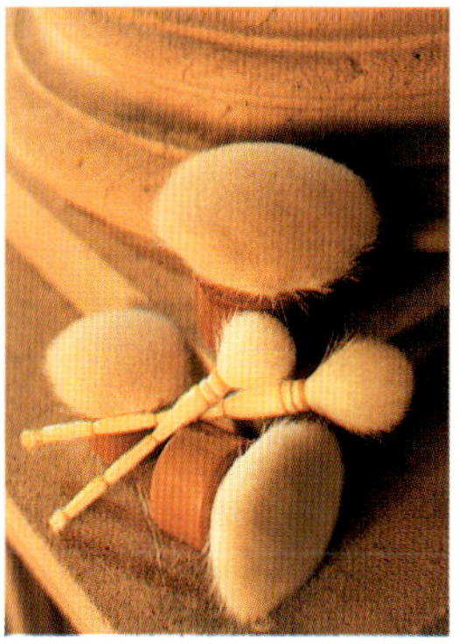

Sehen schön aus und sind nützlich: verschiedene Pinsel für Rouge und Puder

Fruchtig, leuchtend und vor allem mit viel Glanz – so werden Ihre Lippen zum aufregenden Blickpunkt in Ihrem Gesicht

Das Make-up für den Sommer-Typ

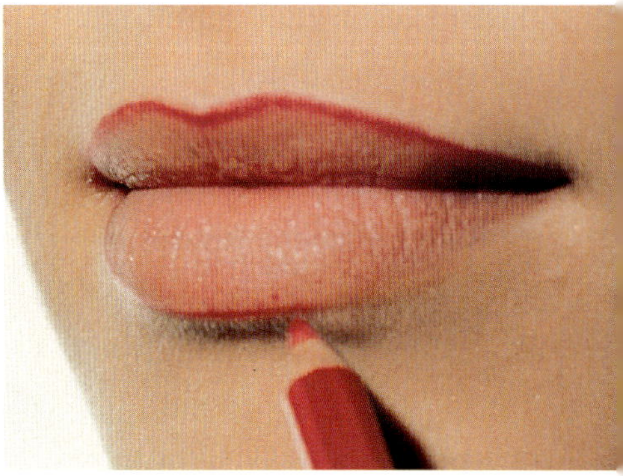

Schminken Sie Ihren Mund mit besonderer Sorgfalt – es lohnt sich. Bevor Sie silbrig glänzenden Lippenstift auftragen, sollten Sie mit einem Konturenstift den nötigen Rahmen schaffen

Die Haare – ob braun oder blond – stets mit einem leichten aschigen Unterton, die Augen blau, grünblau oder graubraun, der helle Teint rosig mit bläulichem Unterton – insgesamt eine kühle und gedämpfte Erscheinung, Femininität auf die elegante Art. Diese Ausstrahlung läßt sich mit den passenden Make-up-Farben geschickt betonen.

Teint

Grundierung: Ob Sie sich je nach Tagesform und Gelegenheit für einen Natur-Look oder die perfekte Komplett-Variante entscheiden: Ihr Teint kann durchaus Farbe vertragen und sollte mit einer gut deckenden Foundation oder einer getönten Tagescreme unterstrichen werden. Mit Rosabeige, kühlem Beige oder Elfenbein treffen Sie den richtigen Ton. Übertünchen Sie Ihren rosigen Teint jedoch nicht mit Grundierungs-Nuancen, die ins Gelbliche spielen.

Rouge: Gehört auf jeden Fall zum Make-up des Sommer-Typs. Ein Hauch von weichen Rosénuancen und gedämpftem Mauve zaubert zarte Frische auf Ihre Wangen. Auf intensives Pink sollten Sie auf jeden Fall verzichten. Übrigens: Wenn Sie aussehen möchten wie nach einem Wochenende an frischer Luft – etwas Rouge am Haaransatz und am Kinn verteilen.

Augen

Das ideale Augen-Make-up des Sommer-Typs soll die Wirkung der Augen sanft unterstreichen und sie nicht dramatisch in Szene setzen.

Lidschatten: Kühl, zart und rauchig – drei Merkmale, die Ihre besten Lidschattenfarben kennzeichnen. Die da sind: silbriges Grau, helles Taupe, Mint, Pastellgrün, gedämpftes Pflaumenblau, Rauchblau, Aquamarin, sandiges Rosa und Flieder.

Mascara: Optimale Farben für Sie: Anthrazit, Schwarzbraun und ein rauchiger Blauton. Sie werden Ihrem Typ gerecht und reichen als Augen-Make-up oft schon aus, um Sie strahlender in die Welt gucken zu lassen. Tip: Lieber dreimal dünn als einmal zu dick tuschen. So verkleben die Wimpern nicht.

Mund

Und wenn Sie alles andere in Ihrem Gesicht vernachlässigen: Betonen Sie unbedingt Ihre Lippen, die der Schwerpunkt Ihres Make-ups sein sollten – das sinnliche Versprechen einer echten Venus-Frau!

Lippenstift: Bläuliche Rottöne wie Himbeer- oder Kirschrot sowie dunkleres Weinrot – schön für abends dazu der passende Nagellack. Daneben zartere Töne wie Pflaumenrosa und Pink – das sind Ihre Lippenstiftfarben. Perlnuancen sollten einen silbrigen Schimmer haben, niemals einen goldenen. Wichtig für eine optimale Wirkung: Konturieren Sie Ihre Lippen mit einem Konturenstift, der eine Nuance dunkler ist als der Lippenstift selbst.

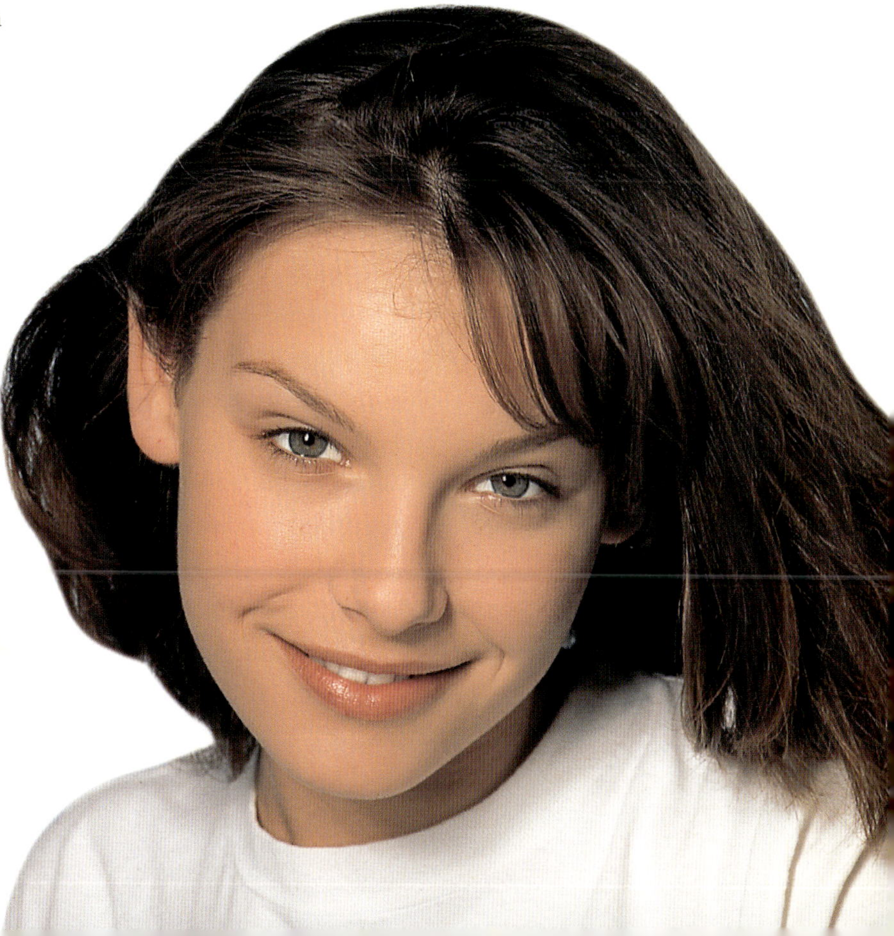

Keine Angst vor Farbe! Sie bringt die von Natur aus in ihrer Gesamterscheinung eher zurückhaltende Sommer-Frau erst richtig zur Geltung

Das Make-up für den Herbst-Typ

Warm, weiblich, sinnlich – das ist die Ausstrahlung der typischen Herbst-Frau. Die Augen von Topas- bis Dunkelbraun oder aber in warmem Grün. Der Teint entweder blaß, oft mit Sommersprossen oder in einem Goldbeige-Ton. Die Haare haben immer einen Stich ins Rote oder Goldene – egal, ob sie kastanienbraun, rot oder blond sind.

Gute Nachrichten für Herbst-Frauen, die in Sachen Make-up ungeübt sind: Sie können nahezu jede Lippenstiftfarbe tragen, solange sie warm ist

Teint

Grundierung: Getönte Tagescreme mit einem goldgelben Unterton, mattiert mit losem Puder – das ist die Basis für das natürliche Make-up des Herbst-Typs. Wichtig dabei, daß Sie Ihre Sommersprossen als markantes Typ-Merkmal nicht übertünchen. Wenn Sie über den oben bereits erwähnten goldbronze-ähnlichen Teint verfügen, können Sie sich glücklich schätzen und werden entweder ohne Hilfsmittel wie Grundierung und Puder auskommen oder aber mit einem

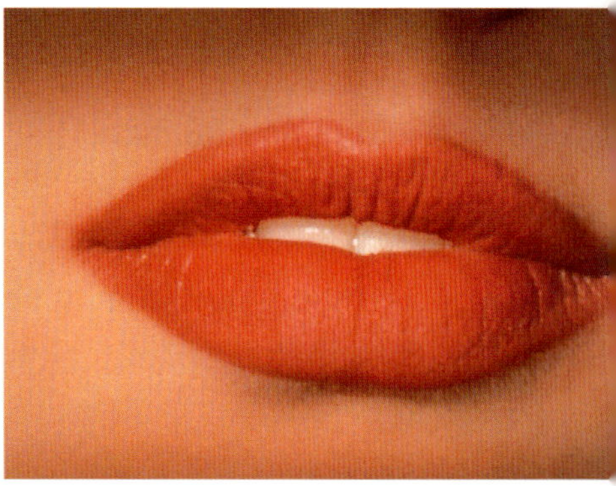

Sonnenpuder Ihre natürliche Schönheit unterstreichen können. Schimmernden Terrakotta-Töne stehen Ihnen besonders gut.

Rouge: Kupfer oder Korallenrot, Lachs oder Terracotta – in dieser Farbigkeit ergänzt Ihr Rouge am besten Ihre Grundierung. Übrigens: Wenn Sie mit Rouge ein rundes Gesicht schmaler wirken lassen möchten, brauchen Sie ein Rouge-Duo mit einem hellen und einem dunkleren Ton. Den hellen tragen Sie auf den Wangen auf, den dunkleren als Strich darunter.

Augen

Lidschatten: Erdige Nuancen wie Terracotta, Nougat, Beige, warmes Braun sind eine sichere Wahl für Ihr Augen-Make-up.

Darüber hinaus bieten Ihre funkelnden Augen die besten Voraussetzungen für kleine mutige Exkursionen in die bunte Welt des Apricot, Gelbgold, Khaki, Jadegrün, Petrolblau und weichen Aubergine.

Mascara: Mit dunkelbrauner Wimperntusche bekommen Ihre warmen Augen den passenden Rahmen. Von farbiger Mascara sollten Sie lieber Abstand nehmen, da sie Ihre warme Farbigkeit als grelle Dissonanz eher stört.

Mund

Lippenstift: »Alles ist erlaubt« könnte das Motto für Ihre Lippenfarbe sein. Nur die kühlen, bläulich unterlegten Töne sollten Sie auf jeden Fall links liegenlassen. Komplimente bekommen Sie garantiert mit allen orangefarbenen bis bräunlichen Nuancen. Solange die Töne warm sind, können Sie überhaupt nichts falsch machen. Von Lachs über Zimt bis hin zum satten Schokoladenbraun steht Ihnen eine große Skala zur Verfügung. Übrigens: Wollen Sie die geballte Kraft Ihrer Weiblichkeit mal gezielt einsetzen, sind Sie mit einem satten, dunklen Ziegelrot bestens beraten.

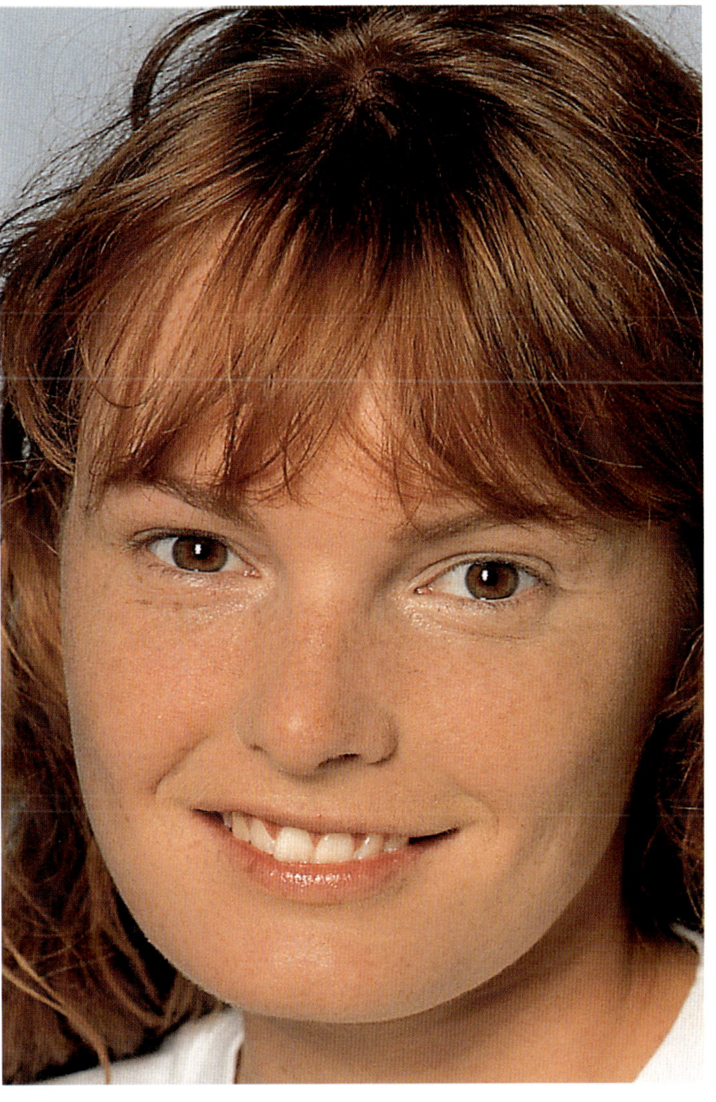

»Weniger ist mehr« sollte die Parole der Herbst-Frau lauten. Ihr hat die Natur bereits eine satte Farbigkeit in die Wiege gelegt. Da genügt es meist, Vorhandenes zu unterstreichen

Das Make-up für den Winter-Typ

Kühl und kontrastreich: der Gesamteindruck der Winter-Frau. Das Haar von Dunkel- bis Kastanienbraun, Schwarz, im Alter Silbergrau oder grau-meliert. Der Teint entweder von einem kühlen, sehr hellen Beige oder fast südländisch oliv-beige. Die Augen dunkel- oder haselnußbraun, olivgrün oder von einem violettstichigen Blau. Alles in allem sind Sie eine dramatische Erscheinung, die man nicht so schnell übersieht! Profitieren Sie davon, und vertiefen Sie diesen Eindruck noch mit dem richtigen Make-up!

Konzentrieren Sie sich beim Schminken auf eine Partie Ihres Gesichts: So viel Aufmerksamkeit sollte Ihren Lippen nur dann gelten, wenn Sie Ihr Augen-Make-up auf ein Minimum beschränkt haben

Teint

Grundierung: Oberste Farbregel für den winterlichen Schneewittchen-Typ: Vermeiden Sie alle gelbstichigen Nuancen. Kühles, neutrales Beige ist die beste Lösung. Und eine ideale »Leinwand«, auf der Sie entweder Lippen oder Augen farbig in Szene setzen. Sollten Sie bläuliche Augenschatten haben, die typisch für den Winter-Typ sind,

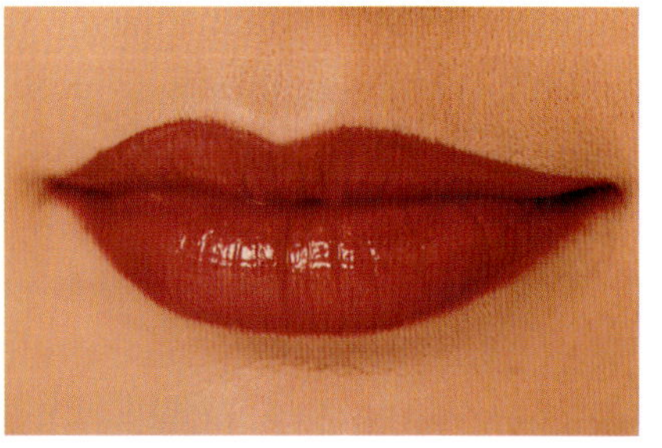

so lassen Sie sie unter ein paar Klecksern heller Abdeckcreme verschwinden. Ein mattes Finish verleiht Transparent-Puder.

Rouge: Da Sie als Winter-Typ entweder die Augen oder den Mund dramatisch betonen können und sollten, ist beim Rouge Zurückhaltung angesagt. Sonst wird der Gesamteindruck zu bunt und angemalt. Pink und Weinrot bieten sich an. Mit einem weichen Pinsel aufgetragen, zaubern sie eine zarte Tönung auf die Wangen.

Augen

Lidschatten: Rauchige, dunkle Töne sowie ein silbriger Schimmer sind typisch für die kühlen Lidschattenfavoriten des Winter-Typs. Anthrazit, Silbergrau, Taupe, Graugrün, Eisgrün, Türkis, Rauchblau, Nachtblau,

Malve und Aubergine sind einige Beispiele, mit denen Sie je nach Augenfarbe nichts falsch machen können. Tip: Mit maximal zwei verschiedenen Farben erzielen Sie die beste Wirkung.

Mascara: »Schwarz – was sonst?« könnte das Mascara-Bekenntnis der Winter-Frau heißen. Die ideale Umrandung, vielleicht im Zusammenspiel mit einem schwarzen Lidstrich, für Augen, die von einer klaren und intensiven Farbigkeit sind.

Eyeliner: Ihre klaren Augen können eine deutliche Kontur gut gebrauchen. Ein feiner Lidstrich in Schwarz oder Nachtblau unterstreicht die Augen der Winter-Frau auf das Vorteilhafteste und erfreut sich zur Zeit wieder der Gunst der Mode.

Mund

Wenn Sie im Augen-Make-up zurückhaltend bleiben, können Sie die ganze Betonung auf das Schminken der Lippen legen. Die Betonung beider Partien wäre zuviel des Guten.

Lippenstift: Eindeutig, knackig, klar – so sollten Ihre bevorzugten Lippenstiftfarben ausfallen. Klares Pink fällt ebenso in diese Kategorie wie der pure Uno-Einheits-Rot-Klassiker der Chinesinnen. Etwas dramatischer, und daher typisch für die Winter-Frau ist ein Auftritt mit Lippen in Brombeer- und Bordeauxtönen. Eine weitere Möglichkeit aufzufallen: Nehmen Sie das Lippen-Make-up mit einem blaßrosa Stift zurück, so haben Sie die Möglichkeit, Ihre Augen mit viel Schwarz in Form von Eyeliner und Kajal zu dramatisieren, wie oben bereits erwähnt.

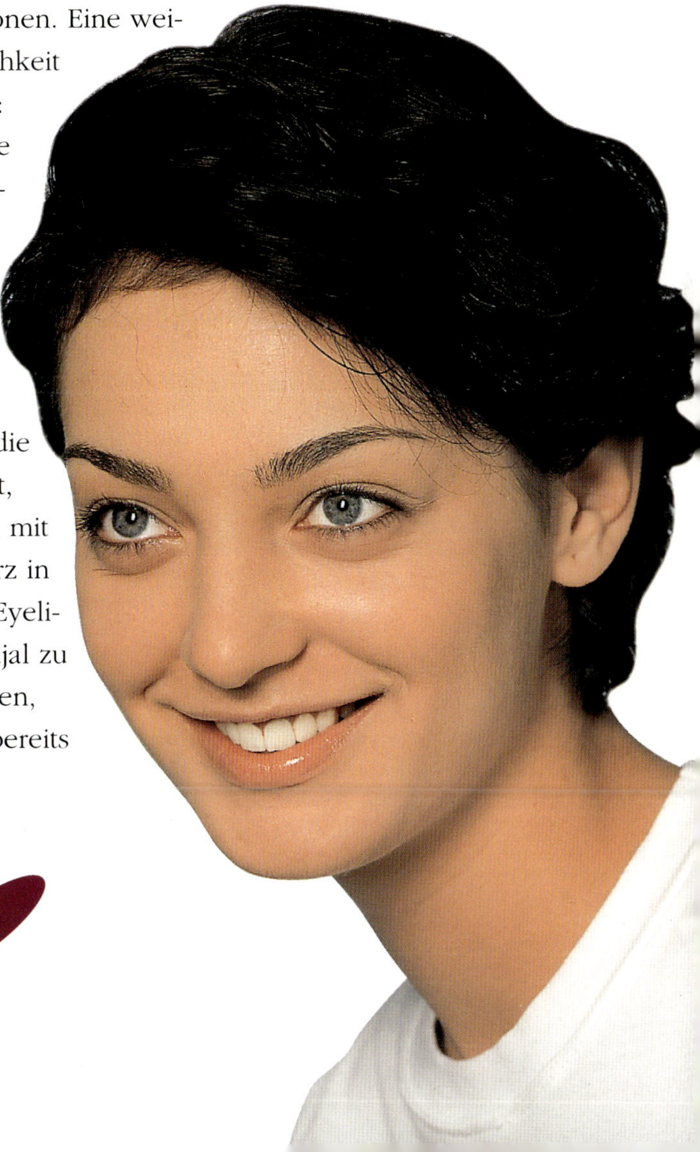

Das Gesicht der Winter-Frau bietet bereits von Natur aus ausreichend interessante Ansatzpunkte, die mit den richtigen Make-up-Farben nur noch betont werden müssen. Am besten, Sie betonen entweder die Augen oder den Mund

Bezugsquellen

Agatha Bijouterie GmbH
(Schmuck)
Poststraße 36
20354 Hamburg
(S. 27, Ketten; S. 34 Kette, Clips)

Armando Pollini Design
(Schuhe, Kleidung)
Marek Zandberg
Nettelbeckstraße 2
81929 München
(Alle Modelle auf den Seiten 70f., 94f., 102)

Ateliers Werner Herbrand
(Gürtel)
Ruhrtalstraße 99
45239 Essen
(S. 45)

Bijou Brigitte
(Schmuck)
Poppenbütteler Bogen 1
22399 Hamburg
(S. 4, 6 Kette, S. 26 kleines Foto Collier, S. 32, S. 43 Ring, S. 50, S. 52)

Brunate
(Schuhe)
über: Italienisches Institut für Außenhandel
(S. 26 großes Foto, S. 44f.)

Cartoon Two
(Kleidung)
Cartoon Gesellschaft für Modevertrieb
Rather Straße 110
40476 Düsseldorf
(S. 36 Outfit, S. 46 Bluse, Rock)

Fielmann Optic
(Brillen)
Postfach 760345
22053 Hamburg
(S. 27, S. 34, S. 39, S. 45)

Hennes & Mauritz
(Kleidung, Accessoires)
Große Bleichen 30
20354 Hamburg
(S. 28, 55 Hut, S. 34 Pulli, Rock, S. 49 Outfit, S. 52 Outfit, S. 58, 90 Leinenhemd)

Hudson International Vertriebs GmbH
(Strumpfhosen)
Am Wallgraben 142
70565 Stuttgart
(S. 27, S. 31)

Italienisches Institut für Außenhandel
Jahnstraße 3
40215 Düsseldorf

Kallisté
(Schuhe)
über: Italienisches Institut für Außenhandel
(S. 26 kleines Foto, S. 33 Modefoto)

Mario Cerutti
(Schuhe)
über: Italienisches Institut für Außenhandel
(S. 33 Freisteller, S. 34 links)

Mondi Plus *(Kleidung)*
Mondi Textil GmbH
Nawiaskystraße 11
81735 München
(S. 26 Outfit, S. 45 Outfit)

Neckermann Versand AG
Hanauer Landstraße 360–400
60386 Frankfurt
(S. 6 Kleid, S. 27 Strickkleid, S. 27, 43 Lederhemd, S. 29 Pulli, S. 40 Outfit, Baske, S. 39, 48, 51, Schuhe, S. 58 Miederhose von Lovable über Neckermann, S. 60 Halbrock, S. 62 Wäsche, S. 112–114 Öko-Kollektion)

Oscar Novo
(Schuhe)
über: Italienisches Institut für Außenhandel
(S. 50, S. 52)

Quelle Schickedanz AG & Co.
Nürnberger Straße 91–95
90762 Fürth
(S. 25 Outfit, S. 31 Outfit, S. 33 Outfit)

Roeckl
(Handschuhe)
Isartalstraße 49
80469 München
(S. 31, S. 45)

Sallie Sahne
über: Minx-Mode-Accessoires GmbH
Gut Strehlhof
97332 Volkach
(S. 26 kleines Foto Outfit,S. 28f. Keid, S. 32 S. 34 grüner Zweiteiler, S. 48 Outfit, S. 51 Outfit)

Sisignora
über:Traffic Mode GmbH & Co. KG
Breitwiesenstraße 12
70585 Stuttgart
(S. 28 Outfit, S. 39 Outfit)

Spezialversand für Schuhe in Unter- bzw. Übergrößen:
Schuhhaus Georg Horsch GmbH
Ballindamm 35
20095 Hamburg
(S. 71)

Studio Giusti Leombruni *(Schuhe)*
über: Italienisches Institut für Außenhandel
(S. 38)

Triumph International Vertriebs GmbH
73538 Heubach
(S. 61 Bodyliner)

Witt Weiden
(Wäsche, Kleidung)
Postfach 2240
92612 Weiden
(S. 37 Kleid, S. 54, 57 Body, S. 44 Anzug)

Register

***Fotos:* Thomas Huber**
Styling Modeproduktion: Gabriele Hagen-Klotz
Frisuren & Make-up: Uschi Friedel

Sonstige Fotos:
AKG: 7, 8/9 o.
Bijou Brigitte: 82, 83, 89, 98
Camera Press/Smith: 115 u.
Clinique Public Relations: 122
FREUNDIN/Pfander: 72, 78, 81, 85, 87, 118, 121, 123, 125
G + J Fotoservice/Wartenberg: 115 o.
H. B. G. Consulting: 111
Heine: 91
Informationszentrale Deutsches Mineralwasser: 20
Interfoto: 9 u., 10, 11, 12, 13
Mosaik/Schieren: 16; -/Teubner: 17, 18, 19
A. Pollini: 70/71
Stockfood Eising: 15
T. Stone/Kelly: 14

***Zeichnungen:* Nike Schenkl, Krefeld**

Der Mosaik Verlag ist ein Unternehmen der Verlagsgruppe Bertelsmann

Redaktion: Monika König
Lektorat: Henriette Zeltner
Umschlagfoto Vorderseite: Guido Pretzl, ***Rückseite:*** alle Thomas Huber
Umschlaggestaltung:Design Team München
Layout-Entwurf: Ellen Bellinger
Buchgestaltung: Hubertus Hepfinger, Freising

Satz:Buchmacher Bär, Freising
Reproduktion: ArtiLitho, Trento
Druck und Bindung: Mohndruck Graphische Betriebe GmbH, Gütersloh

Printed in Germany
ISBN 3-576-10753-3